ひとりでできる みんなと楽しむ
シニア世代のための

心も体も
すっきり
腰痛体操

余暇問題研究所 著
髙橋和敏／山崎律子 編

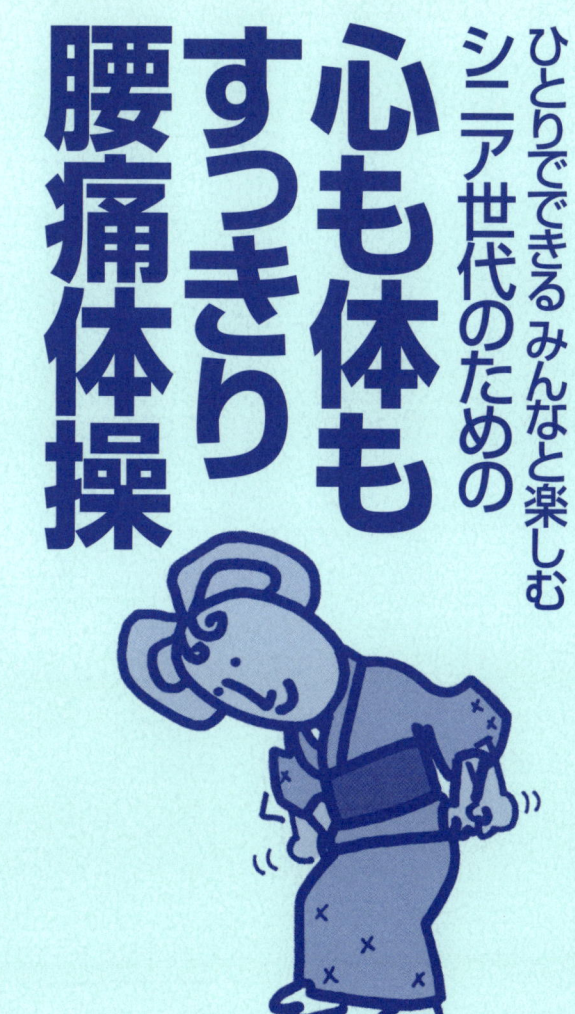

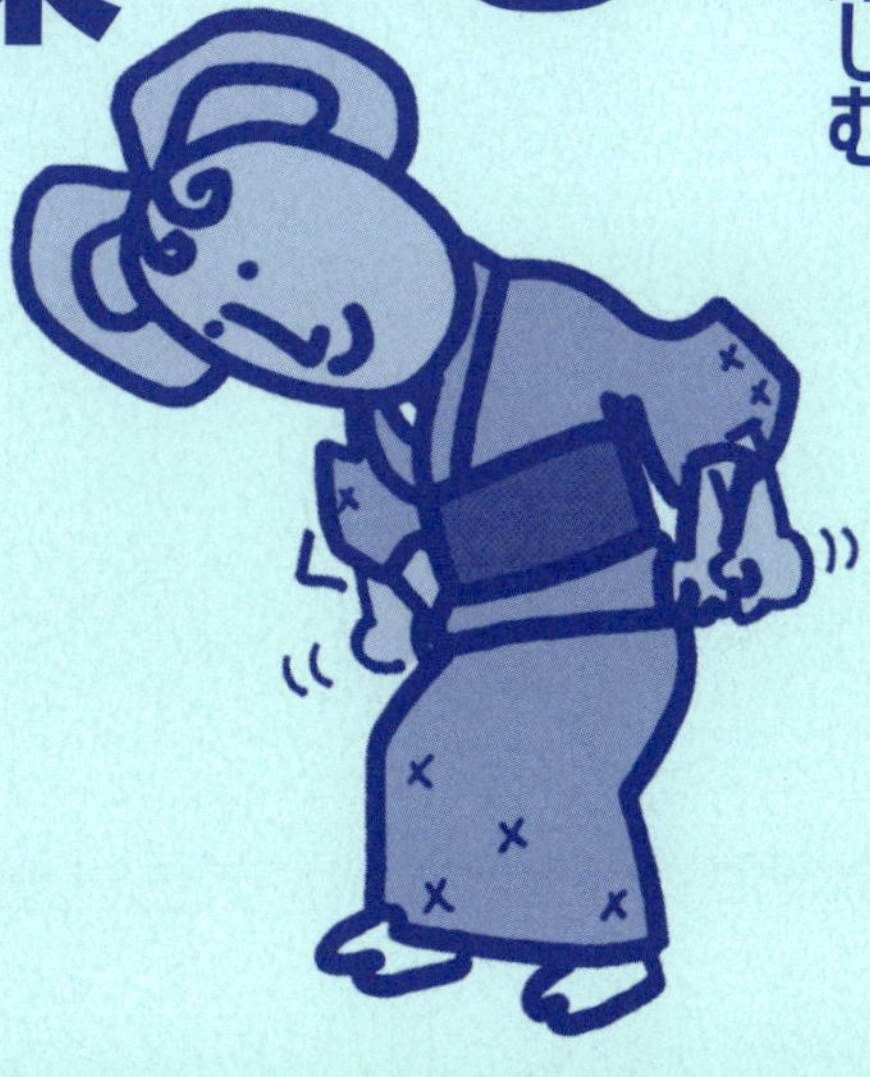

ミネルヴァ書房

はじめに

最近目につくことは元気なシニアが多くなったことです。高齢社会に入ったのですね。しかし、「腰が痛い」と訴えるシニアもたいへん増えてきました。

私どもが長年医師と協力して腰痛予防やその回復に関わりをもつうちに、健康そうに見えても腰が痛いために明るい生活ができない多くの方々に接してきました。ある程度の年輩者は腰に何らかの障害をもち、不安を感じている人が多くいる事実に気づきます。この経験によりますと、自分の腰と上手に付き合って、積極的に腰痛を克服する意志と努力こそがもっとも大切であると確信するに至りました。

このような思いから、すっきり体操シリーズの中のひとつとして、腰痛体操を紹介することにしました。医師から体操を止められている方以外は、この本の指示に従って正しい仕方で体操を試みてください。「体操をしたらよい」といえば、往々にして無理する傾向があります。腰痛に対する体操は「自分がすべきことはどの体操をどのようにしたらよいか」という目的意識をきっちりすることが大切だと思います。しかし、くれぐれもがんばり過ぎないようにしてください。そして体操を楽しみながらしましょう。

この本は腰痛の解説書ではありません。実際に体操をしていただくための実践書です。したがって腰痛を防ぐためと癒すために大切な最小限の留意事項を腰痛心得帖としてまとめ、実際の体操は目的別に紹介させていただきました。

また、この本を活用していただきたい方は、もちろん高齢の方々ばかりではありません。介護に従事している方々、立ち作業の多い方々や座り仕事の多い方々などで腰痛を自分の力で癒していこうとする意欲の持ち主のために、少しでもお役に立ちたいと願ってのことです。

なお、このシリーズの『すっきり肩こり体操』もこの本との姉妹書です。あわせてご利用ください。

この本をつくるにあたっては、数多くの方々にご指導・ご助言をいただきました。深く感謝いたします。

二〇〇二年八月

編者　髙橋　和敏
　　　山崎　律子

この本の使い方

まず最初に“はじめに”と“腰痛心得帖”をよく読みましょう。なぜならこの本の趣旨と腰痛についての大切なことがらが説明されているからです。次にあなたの目的に合う体操の章を開きましょう。そして、あなたが無理なくできる体操を選んでください。

●**マークを活用しましょう**　：目的は右ページ下のマークで表示。
●**イラストをよく見ましょう**：体操のイメージづくりに。
●**説明をよく読みましょう**　：LET'S TRYの順番で。
●**ポイントに注意しましょう**：忘れがちです。気をつけて。

目的 I

腰を痛めない
美しく正しい姿勢を
保つために

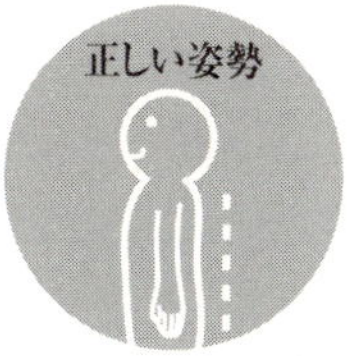

目的 II

腰にやさしい動作が
できるために

目的 III

腰痛にならない
ために

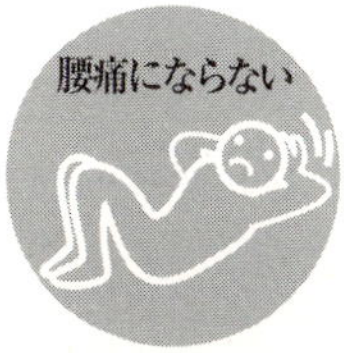

目的 IV

腰痛をいやすために

目的 V

腰に疲れをためない
ために

目的 VI

気持ちを明るくする
ために

目次

腰痛心得帖

P18▼P37

目次

I 腰を痛めない美しく正しい姿勢を保つために

P38 ▼ P51

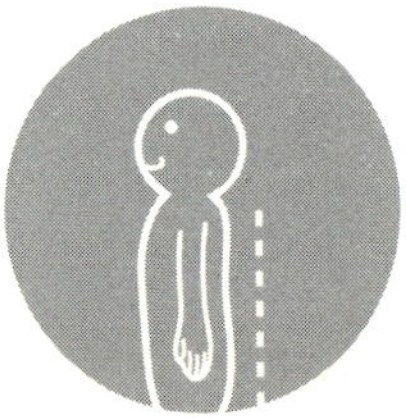

Ⅱ

腰にやさしい動作ができるために

Ⅲ 腰痛にならないために

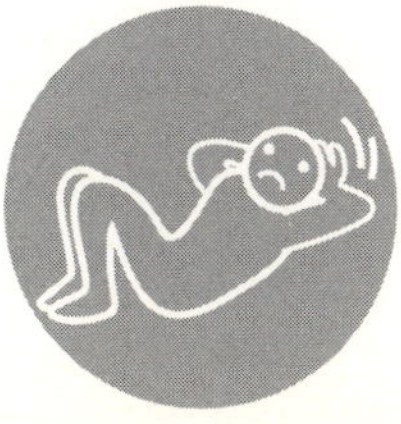

Ⅳ 腰痛をいやすために

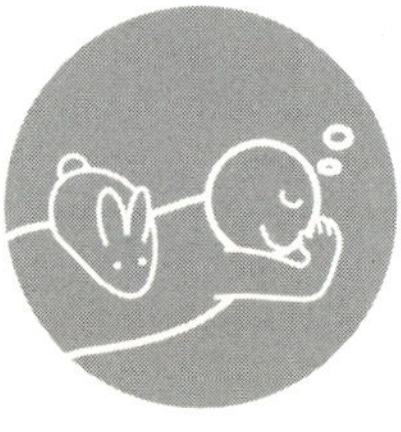

Ⅴ 腰に疲れをためないために

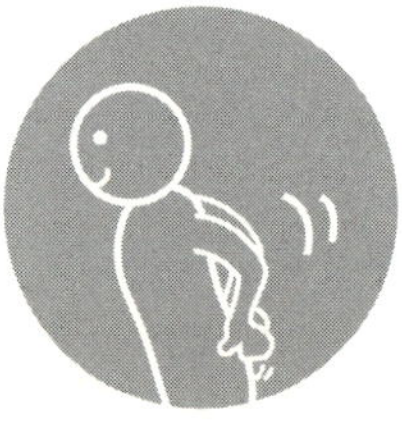

Ⅵ 気持ちを明るくするために

P128 ▼ P141

カバー・本文イラスト／東郷聖美
企画編集・デザイン／SIXEEDS［E-mail:sixeeds@cronos.ne.jp］
DTP／（株）レオプロダクト

ひとりでできるみんなと楽しむ

シニア世代のための心も体もすっきり腰痛体操

腰痛
心得帖 ❶

腰が痛くなったら専門医に相談を

「腰がじわじわ痛い」といって放っておくのはいけません

なぜ？

腰の痛みは筋肉の痛み、腰椎の異常による痛みのほか、肝臓、胃、腎臓など、内臓の病気によるものもあります。いずれの異常かを明らかにし、その対処を適切にする必要があるからです。

何を？

医師に対しては痛みの原因を自分のわかる範囲で説明します。またどこが痛いのか、どのように痛むのかをできるだけ正確に説明してください。使った薬の種類も知らせましょう。

いつ？

できるだけ早くにしましょう。

どこに？

信頼のおける整形外科か内科医による詳しい説明、検査を受けましょう。

ポイント

素人判断は避けましょう。医師に難しい病名をつけられても驚かないでください。反対に病名をつけられて安心し過ぎないように。

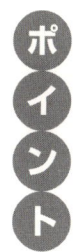

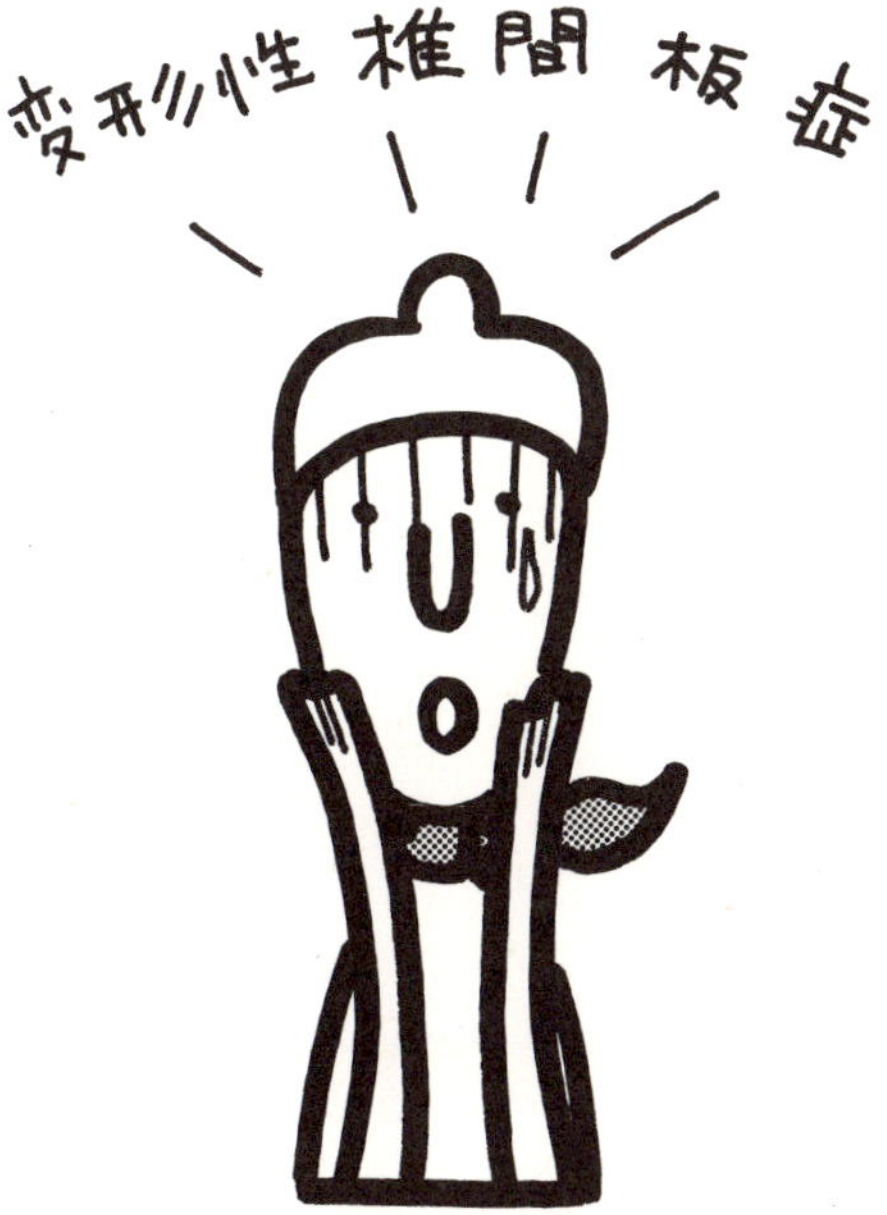

腰痛
心得帖 ②

腰痛といってもいろいろある

どんな異常によって腰が痛いのかを確かめましょう

何が？

内臓や骨そのものの病気が起こすもの以外の腰痛は、主として腰筋筋膜性の腰痛、椎間板ヘルニア、脊椎すべり症、脊椎分離症、変形性椎間板症などです。したがってそれぞれに合った対処方法が必要になります。

なぜ？

腰筋の蓄積疲労、腰椎の一部に急激な力が加わったこと、姿勢が悪いこと、スポーツ障害、老化などさまざまな要因が重なって起こるものです。

どのように？

安静の期間が過ぎたら筋肉を動かして血行をよくし、疲労をためないことや栄養を補給することが大切です。理学療法、湿布薬など受け身の治し方もありますが、積極的に自分の治癒力をフルに発揮できる方法、つまり体操をお勧めします。

ポイント

なぜ腰が痛いのか、その種類を正確に知ることが大切です。

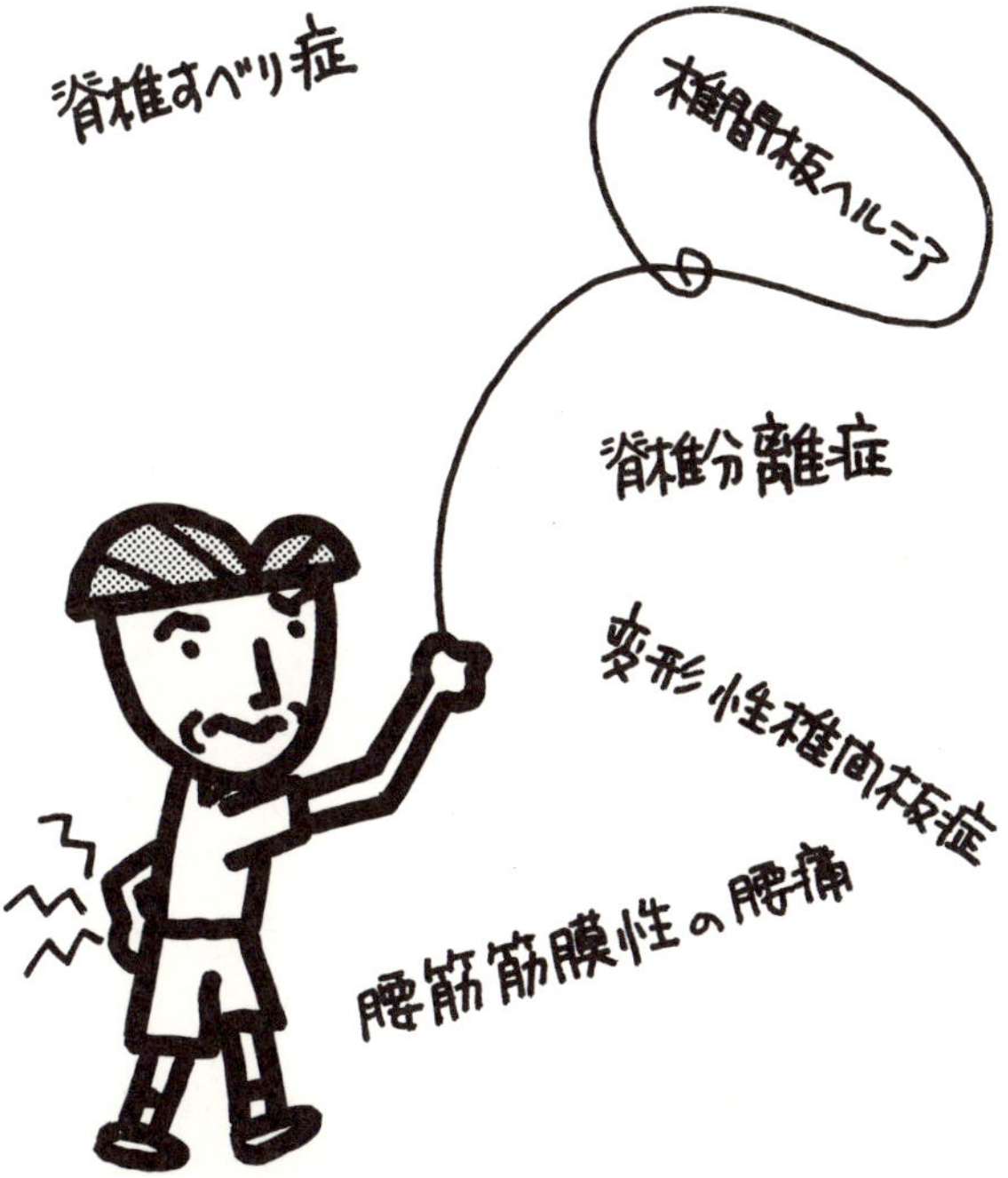

脊椎すべり症
椎間板ヘルニア
脊椎分離症
変形性椎間板症
腰筋筋膜性の腰痛

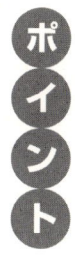

腰痛
心得帖 ❸

美しく正しい姿勢を心がける

姿勢をよくする〝心のシセイ〟が大切です

なぜ？

姿勢が悪いと腰骨の部分やそれを支持している腰筋群に局部的な負担がかかり、腰椎や腰筋に異常が起こります。それによって痛みが生じるようになります。

何を？

腹筋力と背筋力とのバランスをとり、また脚全体の後側の筋肉群や腱群（ハムストリングといっています）の柔軟性を保つようにします。

いつ？

いつでも気をつけましょう。

どこで？

生活行動全般にわたって心がけましょう。

ポイント

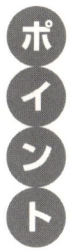

膝を伸ばしてからだ全体を引き上げるイメージで視線を少し遠くにとるようにします。

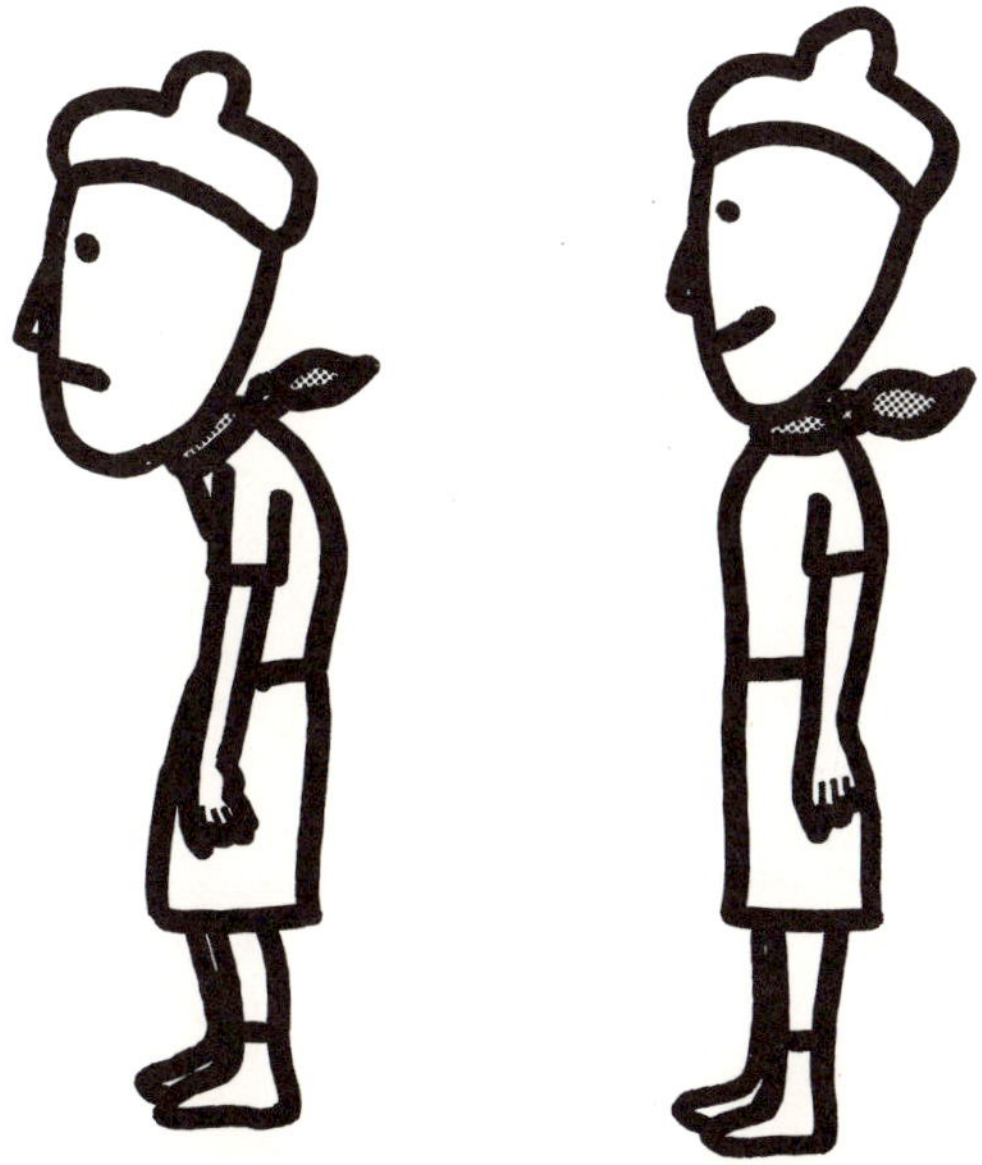

腰痛
心得帖 ❹

無理な動作をしない

人のあらゆる行動でも無理は無理。日常動作も無理は禁物です

なぜ？

昔から「腰はからだの要」といわれるように、腰はあらゆる動作の中心的存在です。一見腰とは関係ない動作に見えても腰が深く関わっているのです。とくに中腰姿勢での動作は腰に多くの負担をかけます。

何を？

背伸びして高い棚にある物をとる動作、急にからだをひねって振り返る動作、膝を伸ばしたまま物を持ち上げる動作、座ったまま手を横に伸ばして物をとる動作、上体を前に曲げた後、腰より先に頭を上げる動作などたいへん多くあります。

いつ？

思いついたとき、急に動かないでください。

ポイント

からだを動かすときは億劫がらずにからだ全体を使うように。

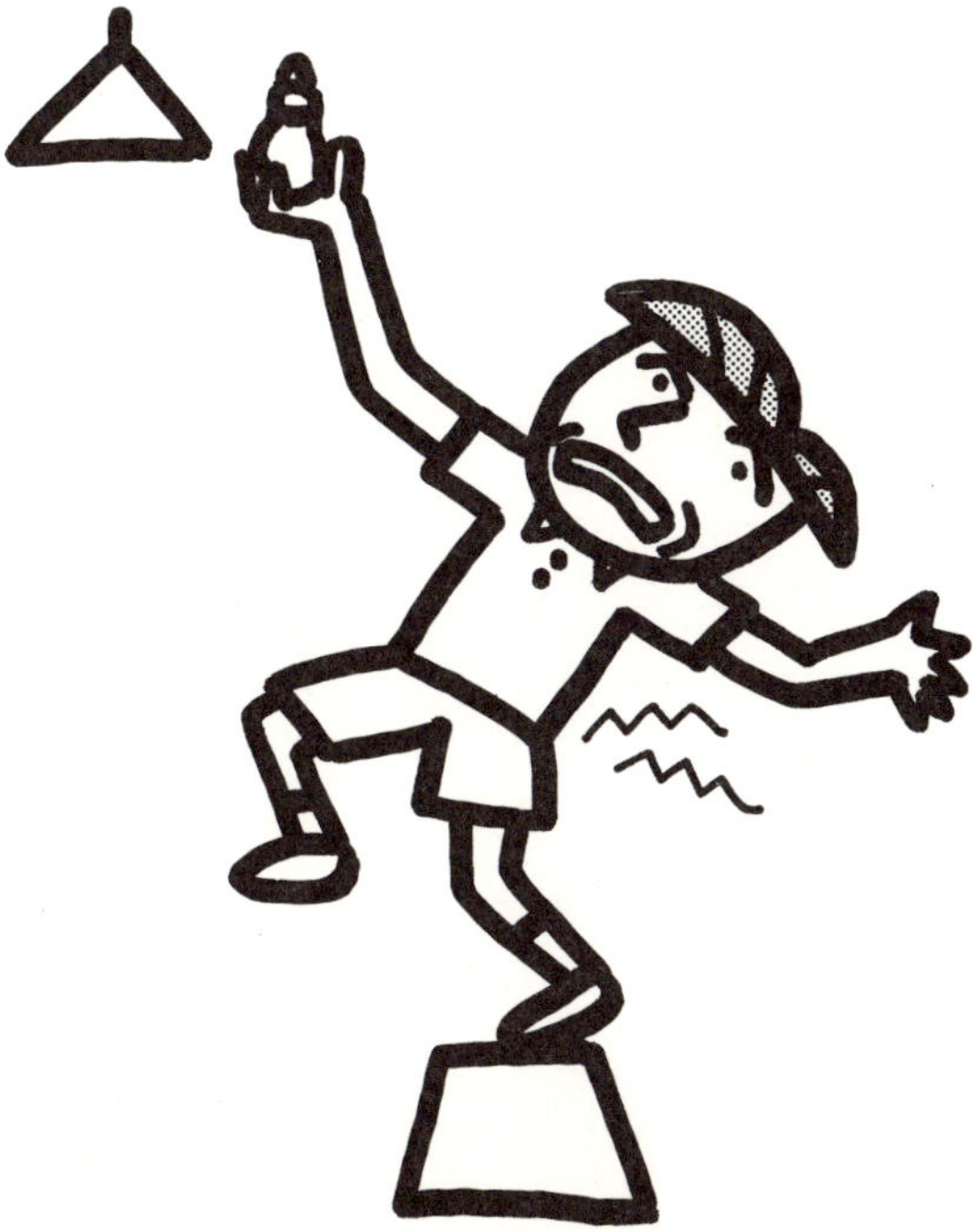

腰痛
心得帖 ❺

同じ姿勢・動作を長く続けない

同じことを長く続けるとからだに対しては大敵になります

なぜ？

立ち姿勢にしろ座り姿勢にしろ、同じ姿勢を長く続けると、同じ筋肉が緊張し続けて疲労を起こし、脊椎や腰椎に過度の負担をかける結果となります。

何を？

同じ姿勢で長く立っていること、無理に歩き続けること、あぐら姿勢で長く座り続けること、ソファに腰かけて長時間読書に熱中すること、長時間パソコンを操作すること、長時間編み物や刺繍に熱中することなどたくさんあります。

いつ？

同じ姿勢や動作をはじめる前に気をつけます。

ポイント

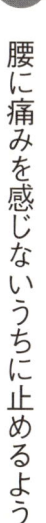

腰に痛みを感じないうちに止めるように。

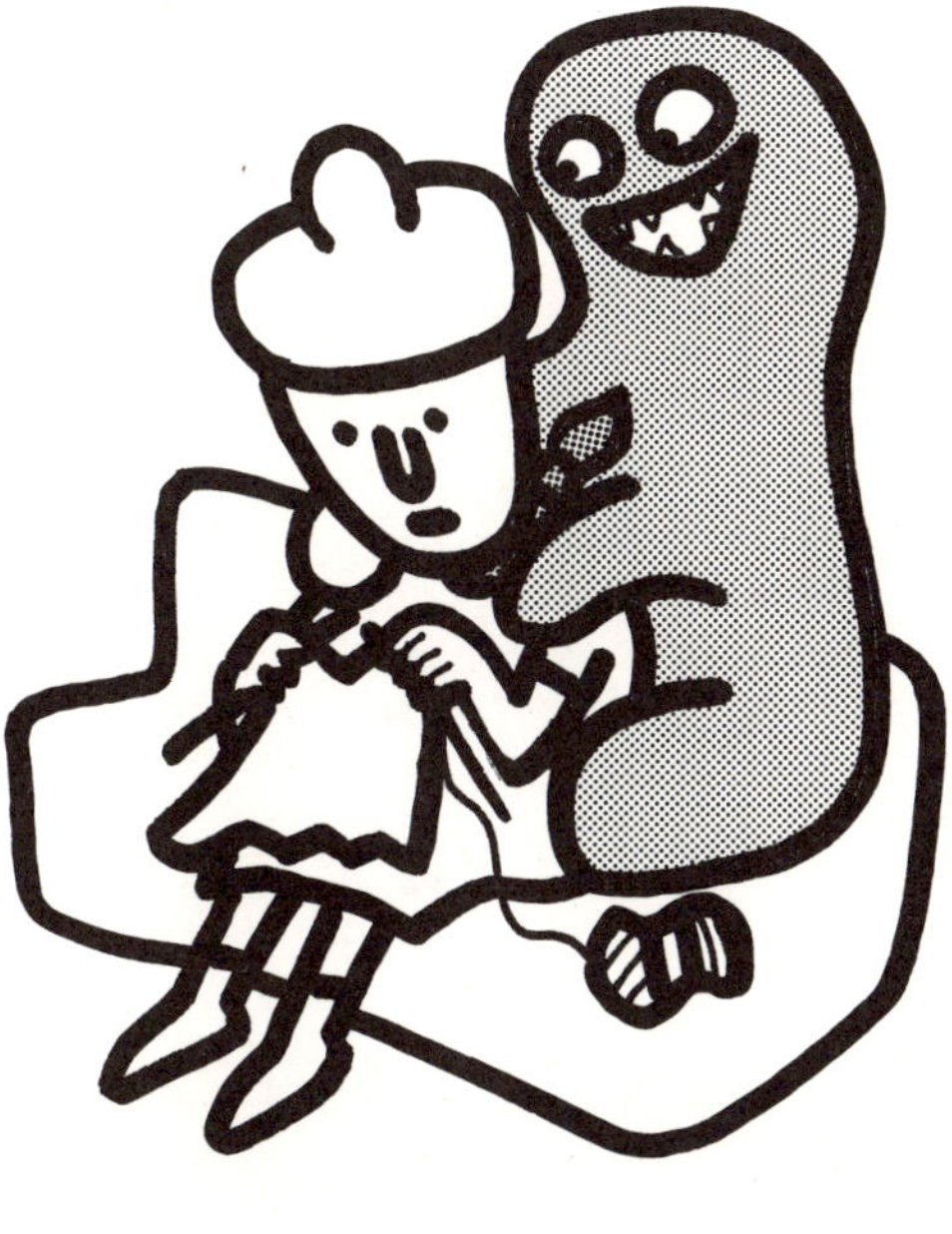

腰痛
心得帖 ⑥

日常生活に体操や運動・スポーツを

うかうかしていたら運動不足によって健康を害するのがおちです

なぜ?

加齢とともに体力が衰えてきます。それに伴って運動不足気味にもなります。いっぽう、社会生活では知らぬ間にストレスがたまってきます。体操や運動・スポーツなどでからだを動かすことは体力を維持し運動不足を解消するのに役立つのみならず、疲労回復、ストレス解消などに役立ちます。さらに他の人たちと一緒にすることは孤独感から解放し、新しい人間関係をつくります。

何を?

してみたいと思ったら何にでもチャレンジしましょう。

いつ?

できるだけ定期的にしましょう。

どこで?

自宅、コミュニティセンター、学校など身近なところで。

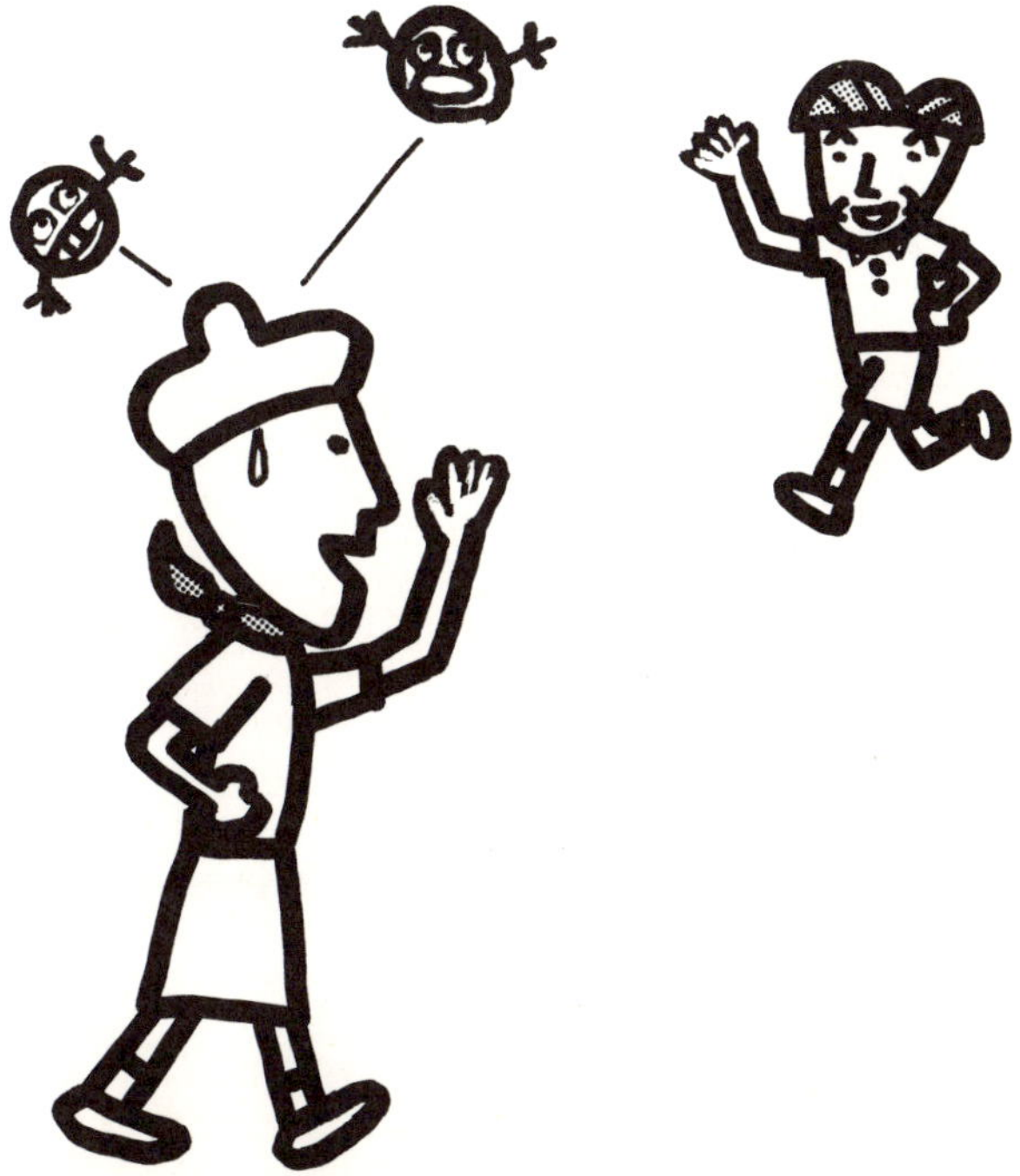

ポイント

気楽な気持ちで。三日坊主にならないように。

腰痛
心得帖 7

スポーツの前には必ずウォームアップを

スポーツを楽しむためにはウォームアップが欠かせません

なぜ？

ウォームアップとは準備運動のことです。なにごとでも心身の準備態勢が整っていないとよくできません。とくにスポーツをする場合は血行をよくしてからだの準備態勢を整えながら気持ちを高める必要があります。さもないと事故を起こすか腰を痛めかねません。

何を？

共通するウォームアップは関節の動きをよくする運動、柔軟性をよくする体操や血行をよくする全身運動などです。これらの運動を通して気持ちのウォームアップもしましょう。

いつ？

スポーツをするすぐ前にします。

どこで？

スポーツをする場所で。

ポイント

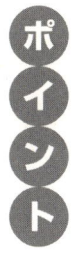

徐々に心身を慣らしていくように。

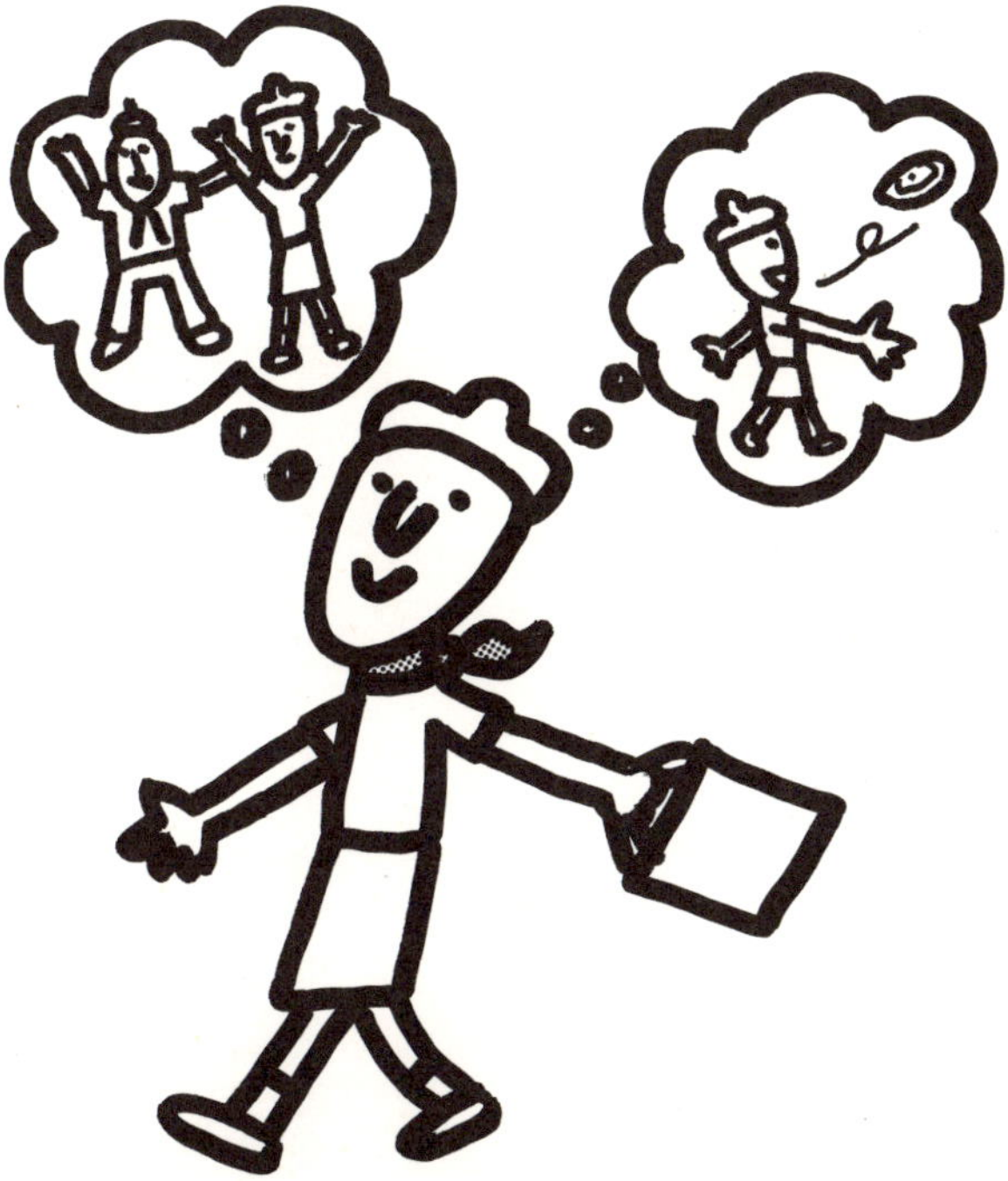

腰痛
心得帖 8

こまめにリラックスを

億劫がらずにこまめにリラックスして腰痛の心配を除きましょう

なぜ？

日常の生活行動をしていると、知らず知らずのうちに心身ともに緊張の連続で疲労がたまります。疲れが少ないうちに対処すると早く回復します。そのためには心身をこまめにリラックスさせる必要があります。

何を？

リラックス体操、マッサージ、入浴、瞑想などがあります。

いつ？

腰を使った後や一日の終わりに。

どこで？

主に自宅で。

ポイント

ゆったり気分でするように。

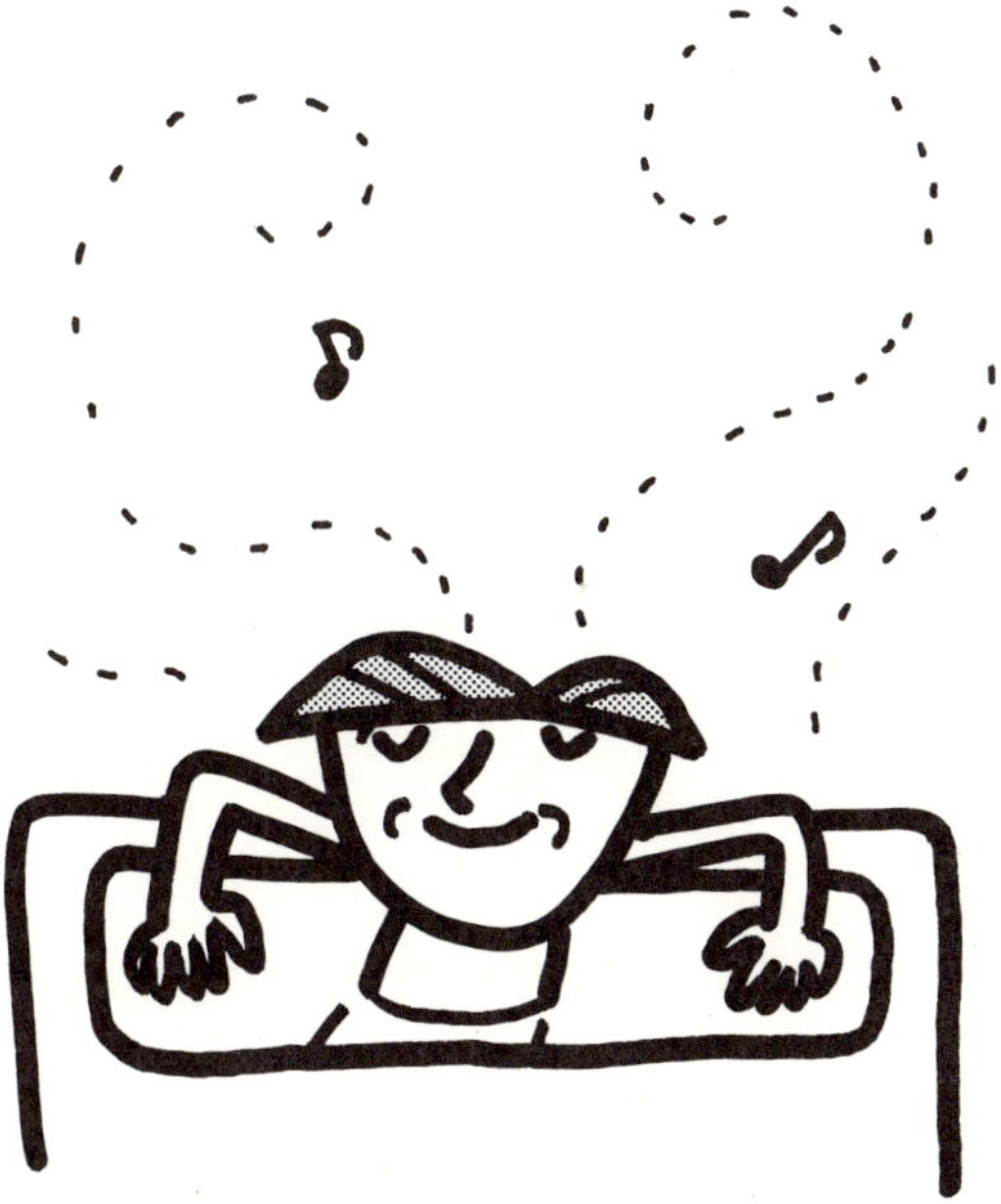

腰痛
心得帖 ❾

前向きで明るい気持ちを

前向き思考で明るい心はすべての健康生活につながります

なぜ?

年を重ねてくると、昔を振り返りたくなるのが常です。しかし過去だけをみていると、必然的に現在がつまらなくなりがちです。心が暗くなります。くよくよしないで前に向かって生きようとすることは腰痛の予防にも通じます。

何を?

とくに対人関係で。

いつ?

なにごとでも困難に直面したときにもちましょう。

ポイント

いらいら、くよくよしないように。

腰痛
心得帖 ⑩

目的にかなった正しい体操を

体操は楽しいです。正しい体操はより楽しさを増します

なぜ？

体操は元来からだの働きをよくするためにつくられました。疲れをとり除くための体操は筋肉を弛緩させなければなりません。力をつける体操ややわらかさをつける体操など、それらのことをよく知って、正しくからだを動かすことが必要です。

何を？

「伸ばすところをよく伸ばす」「曲げるべきところを曲げる」「呼吸を止めない」「力を抜く」などは正しい体操のポイントです。

いつ？

体操をするときはいつでも頭に入れておきます。

ポイント

からだの動きは、呼吸の仕方と同調します。一般に、息をはくとからだがリラックスできることを知っておきましょう。

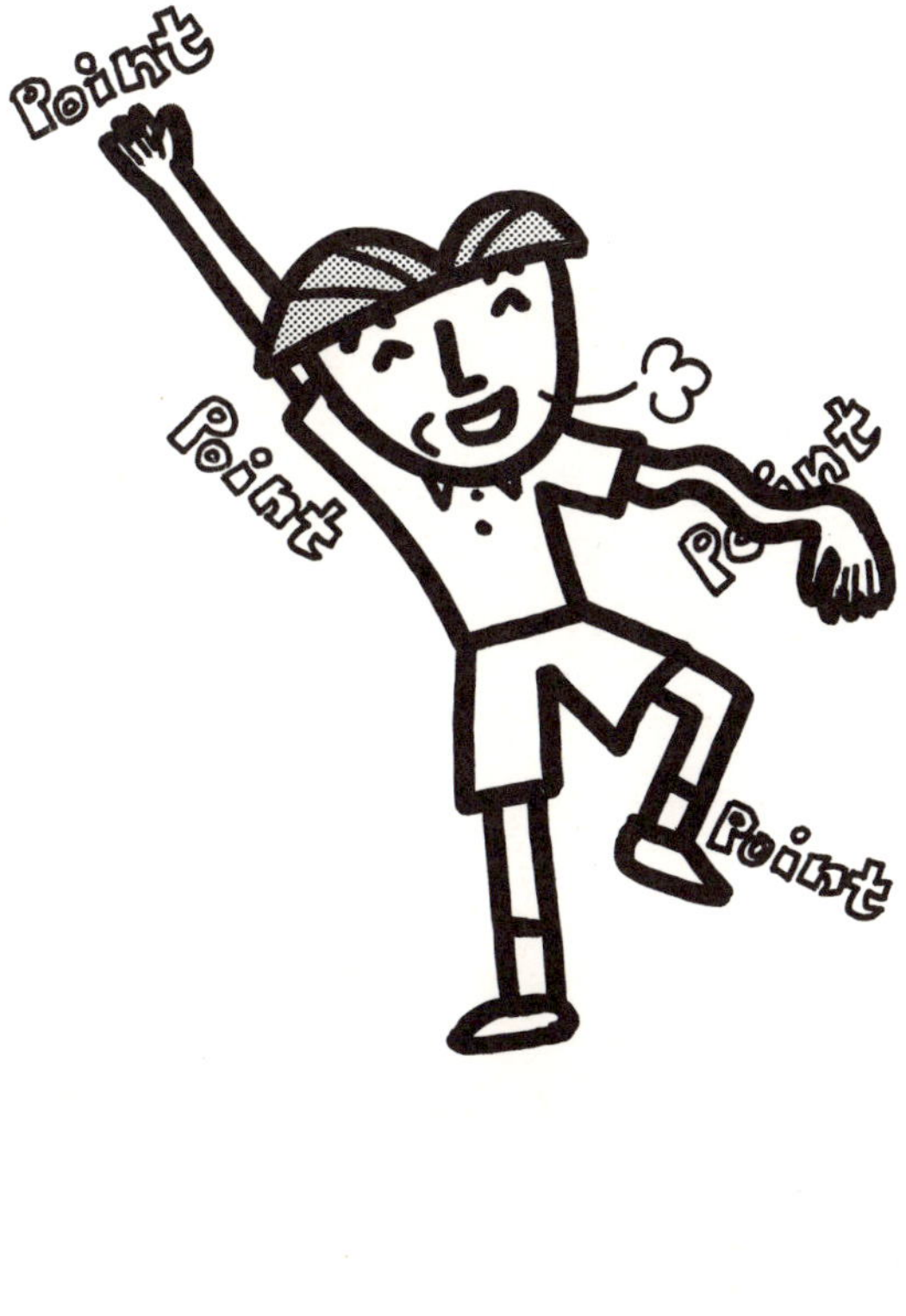

腰痛体操

I-1

つま先立ち

壁に両手をつけてつま先立ちになりましょう

目的I

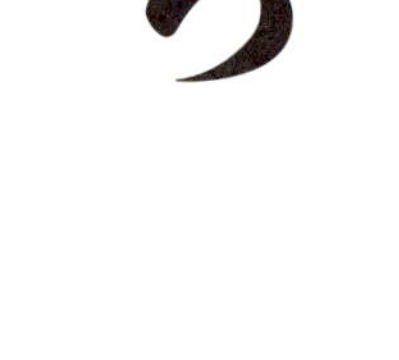

【効き目】

膝を伸ばしてふくらはぎを強めるとともに主に腹筋・臀筋から脚部筋群の引き締めができて正しい姿勢の基本をつくります。

●こんなときに

午前中の思い立ったときにいつでも。

●ミドル世代までの方に

バランスが保てるなら物につかまらないでできます。

LET'S TRY

1. 肩幅より少し狭く両足を開き、壁に手をつけます。
2. ゆっくり踵を上げてつま先立ちになり、3を数え、踵をゆっくりおろします。
3. 少し間をおいて3回繰り返しましょう。

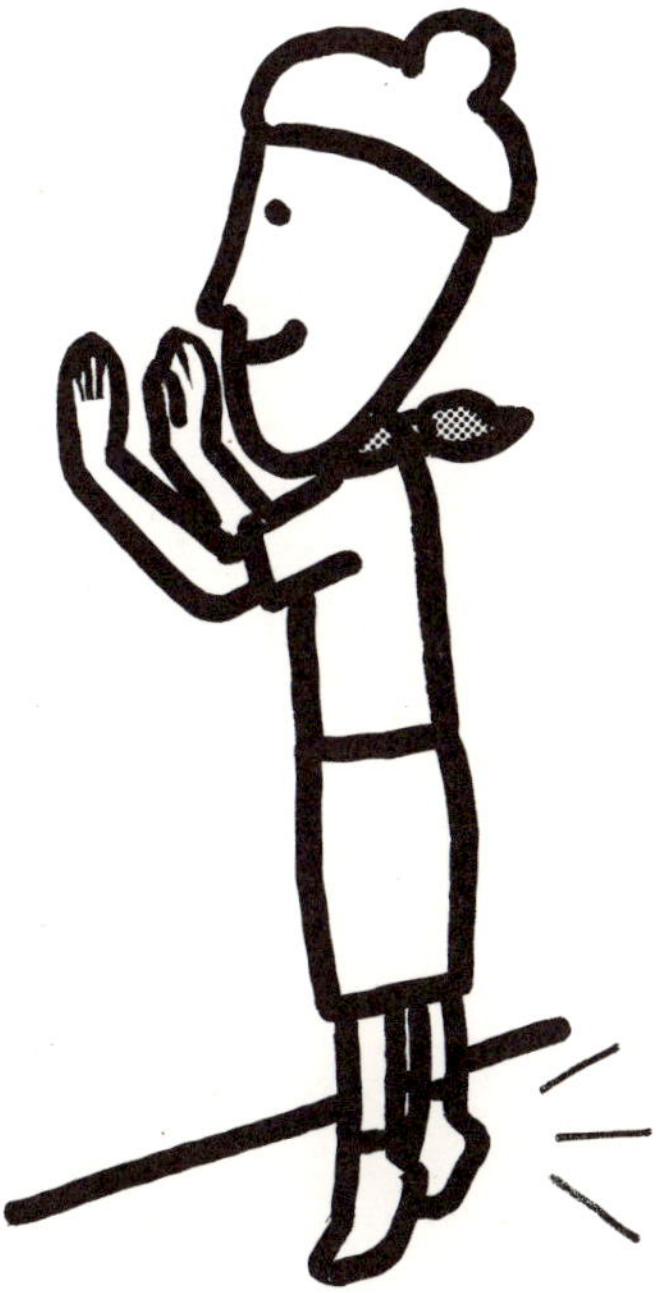

ポイント

つま先立ちになるときは腰から引き上げる気持ちで。

腰痛体操

I-2 バレエ練習

—踵をつけて足先を開いて立ちましょう—

目的 I

【効き目】

両膝を伸ばそうとすると腰が引けない姿勢になり正しい姿勢保持の感覚を得ることができます。

●こんなときに

腰が引けると感じたら試みましょう。

●ミドル世代までの方に

楽にできるようになったら踵どうしをつけて正しい立ち姿勢になり両手を上に上げることもできます。

LET'S TRY

1. 壁に両手をつけ、膝をゆるめて足先を少し開いて立ち、踵どうしをできるだけ近づけます。
2. ゆっくり両膝を伸ばし、上体をまっすぐにした姿勢で５を数えます。
3. 両膝をゆるめ、少し休んでもう一度しましょう。

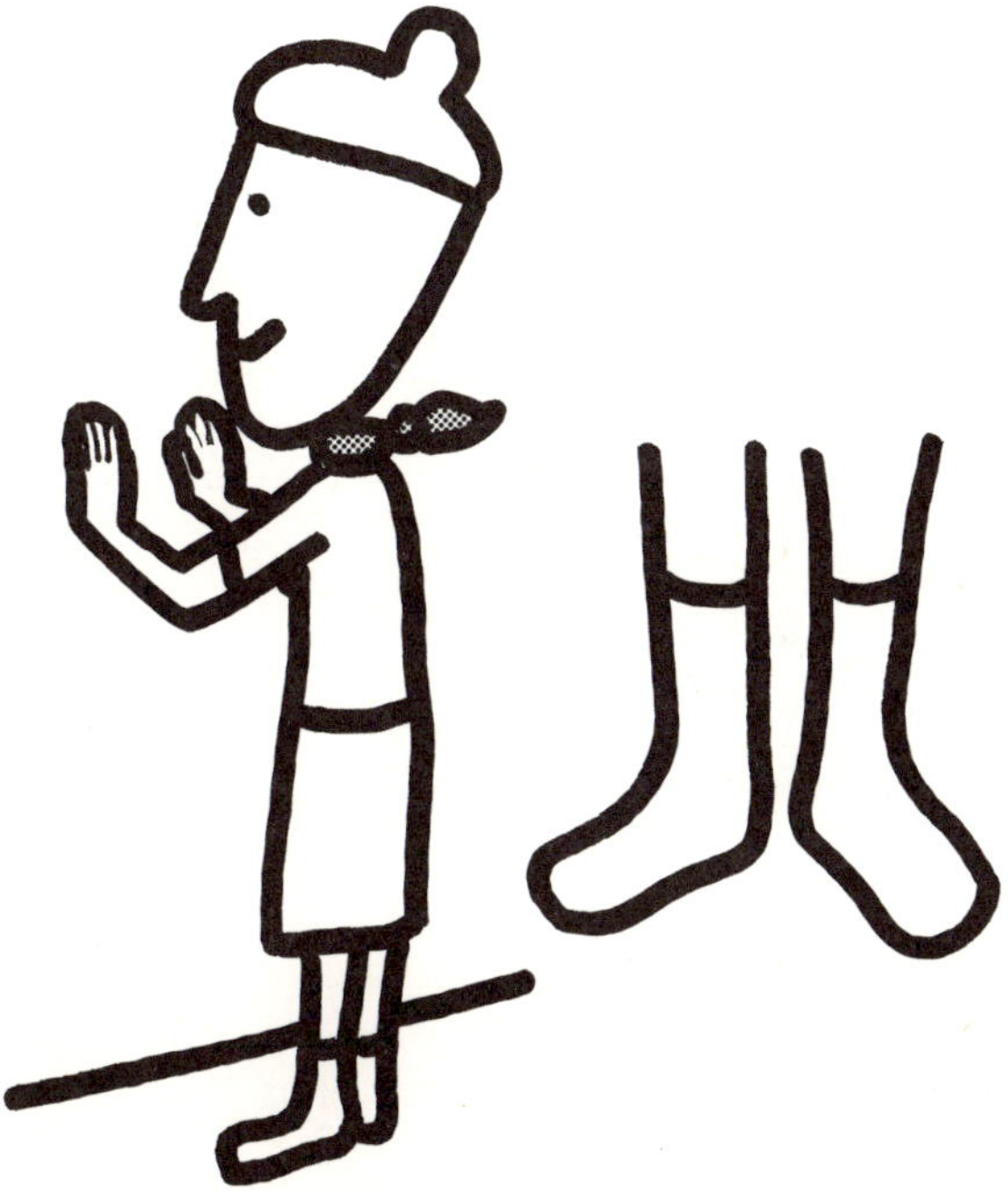

ポイント

無理に足先を開かないように。膝を急に伸ばさないように。

腰痛体操

I-3

壁を背にして踵交互上げ

目的I

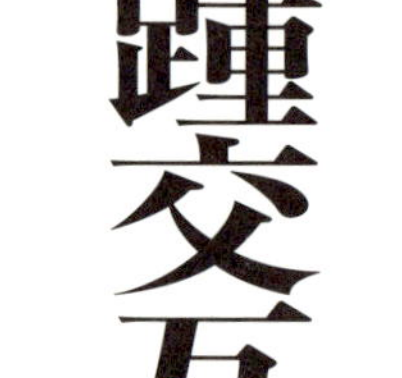

―背中を壁につけて踵を交互に上げましょう―

【効き目】

正しい歩き方に関係する腹筋、腿の筋肉、ふくらはぎ、足首などがお互いに補いあい協力しあうことを感じとるようになります。

●こんなときに

スムーズに歩けなくなったときや歩くときに疲れやすくなったら。

●ミドル世代までの方に

ジョギングのような速さですることもできます。

LET'S TRY

1. 後頭部、背、お尻を壁につけて両足を少し開き、壁から踵を約15センチ離して立ちます。
2. 壁に身体をもたれかけないで片足のつま先を上げずに踵を上げます。すぐおろします。
3. 続いて他方の足も同じように動かしましょう。左右で合計10回繰り返します。

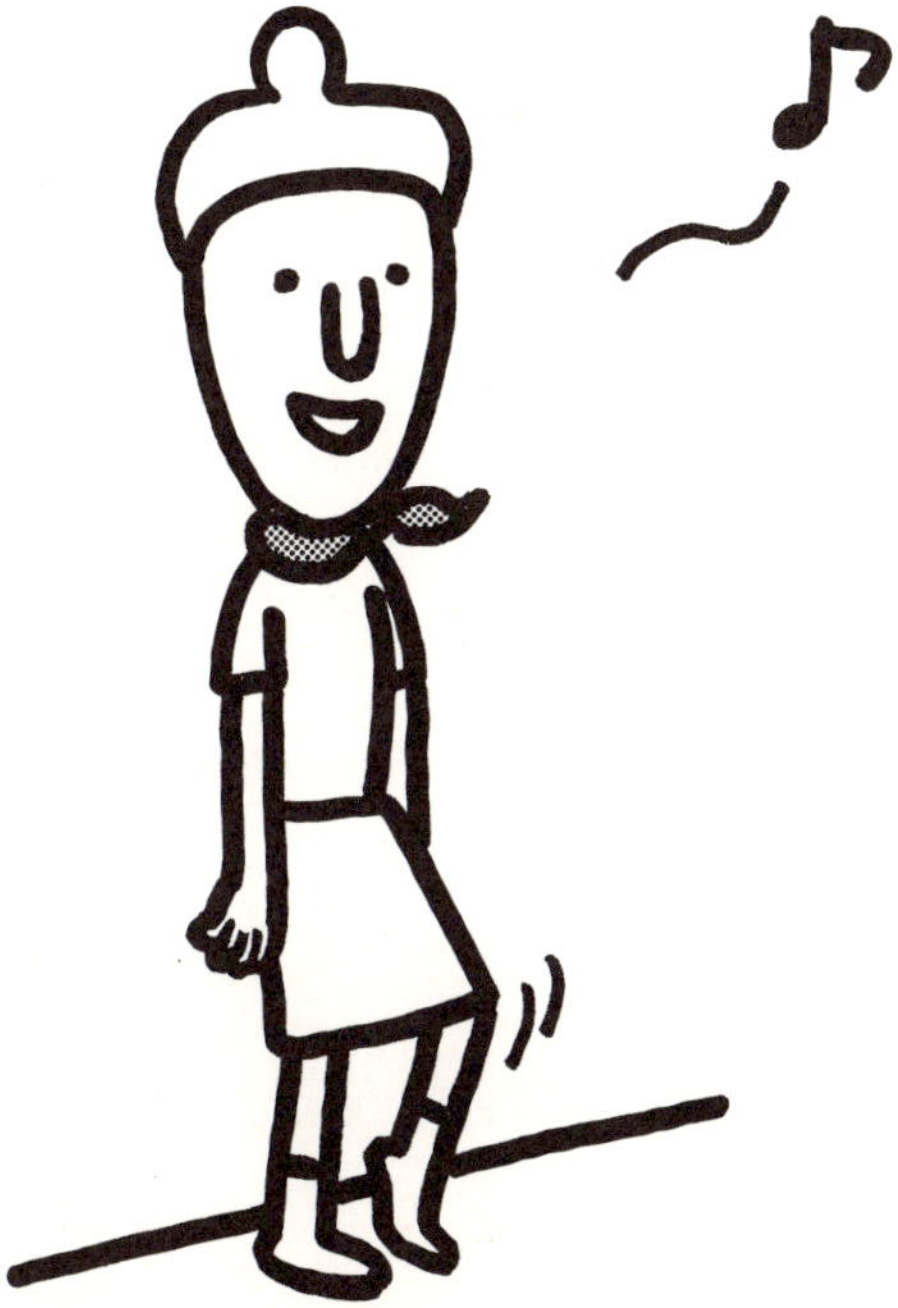

ポイント!

足を動かすときは頭、背、お尻の位置を変えないように。

腰痛体操

I-4 左右均等？

姿見の前で立った姿勢を比べましょう

目的I

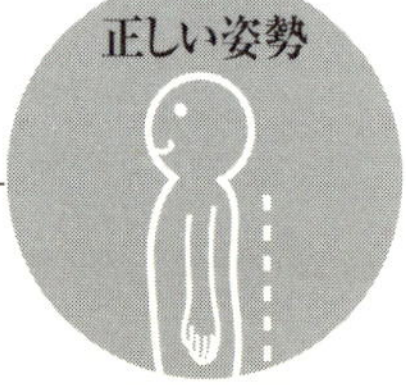

【効き目】

姿勢の片方への偏りを発見してその改善の手がかりを得ます。

●こんなときに

腰が疲れやすくなったと感じたら。

●ミドル世代までの方に

足を開くときに肩幅より広く開くこともできます。

LET'S TRY

1. 姿見（全身が写せる鏡）に向かって直立姿勢をとります。
2. 左（右）足を肩幅に開いた姿勢を見ます。上体が偏っていないかを確かめます。
3. 反対方向に開いて同じように確かめましょう。交互に5回繰り返します。

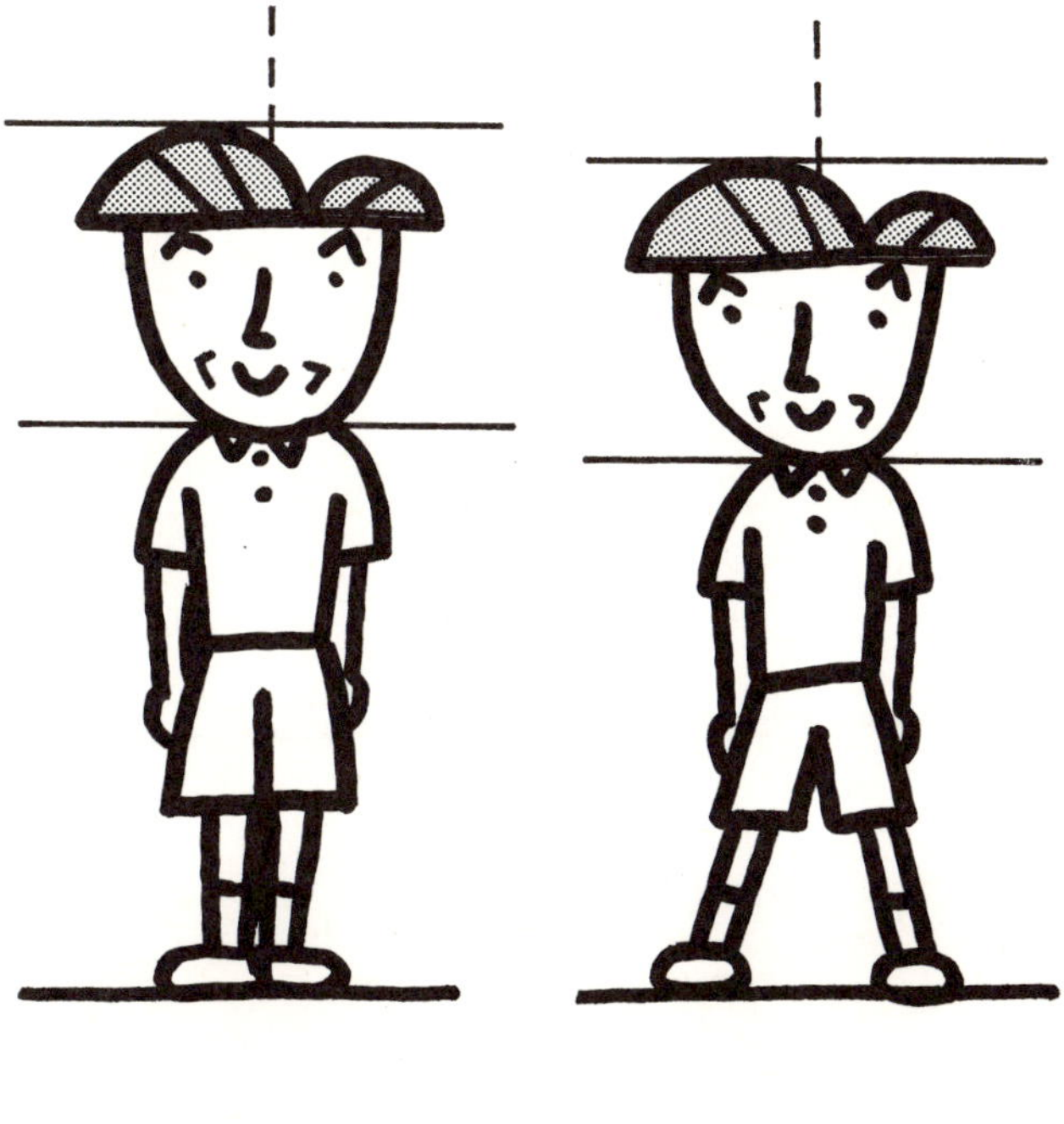

ポイント

よいところを見逃さないことが大切。

腰痛体操

I-5

胸を張って

―腰かけて両膝を開きよい姿勢をとりましょう―

【効き目】

背筋、臀筋から大腿筋の収縮感覚をつかみ、正しい姿勢保持の要領を得ます。

●こんなときに

長く座り続けて疲れを感じたときに。

●ミドル世代までの方に

よい姿勢のまま、上体を左右に傾けることもできます。

目的I

LET'S TRY

1. 椅子に浅く座って足先を外側に向け、両足を大きく開き、手は膝の内側に当てましょう。
2. 腰を前に出すようにして背すじを上に伸ばします。3を数える間その姿勢を保ちます。
3. 少し間をおいて3回繰り返しましょう。

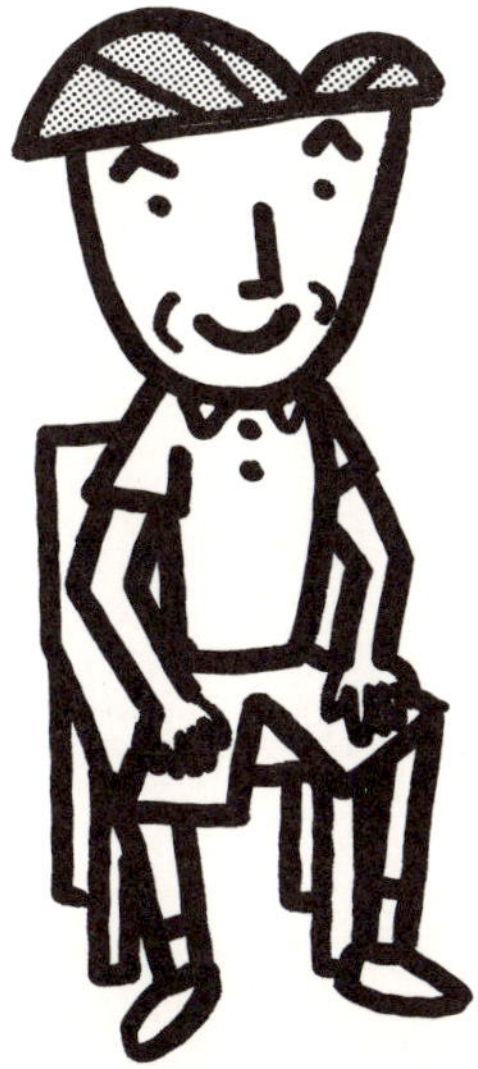

ポイント！

自然な呼吸をするように。両足を閉じないように。

腰痛体操

I-6 膝さん元気かな？

―指先全部で膝の指圧をしましょう―

【効き目】

膝の痛みを和らげるとともに膝が伸びやすくなり、必然的に姿勢もよくなります。

●こんなときに

とくに少し長く歩いた後ですると効果的です。

●ミドル世代までの方に

膝がしらを手で包み込んだまま、膝を曲げ伸ばしすることもできます。

目的 I

正しい姿勢

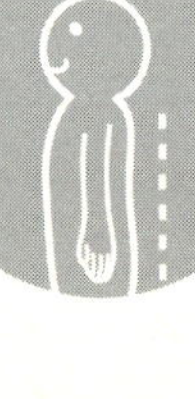

LET'S TRY

1. 両足を少し開いて椅子に腰かけます。片方の手を膝に当てましょう。
2. 全部の指先で膝小僧の関節部を押します。
3. 数回指圧したら他方の膝に替えましょう。交互に５回繰り返します。

ポイント！

膝に思いを込めるように。

腰痛体操

I-7

正眼の構え

―剣道をするように正眼の構えになりましょう―

目的I

【効き目】

剣道で正眼の構えをとるためには背すじをきちんと伸ばすことが大切です。したがって正しい姿勢保持に役立ちます。

●こんなときに

長く座り続けた後、立ち上がって物事をする前にするとよいでしょう。

●ミドル世代までの方に

正眼に構えたまま、すり足で前後に動くこともできます。

LET'S TRY

1. 正しい姿勢で両足を揃えて立ちます。
2. 足を肩幅くらい前後に開き、両手を前に竹刀を持つ姿勢をとり、5を数え元に戻ります。
3. 直立で8を数えた後、同じように4回繰り返しましょう。

ポイント !

足の開きと構えたときの手は同じ側になるように。

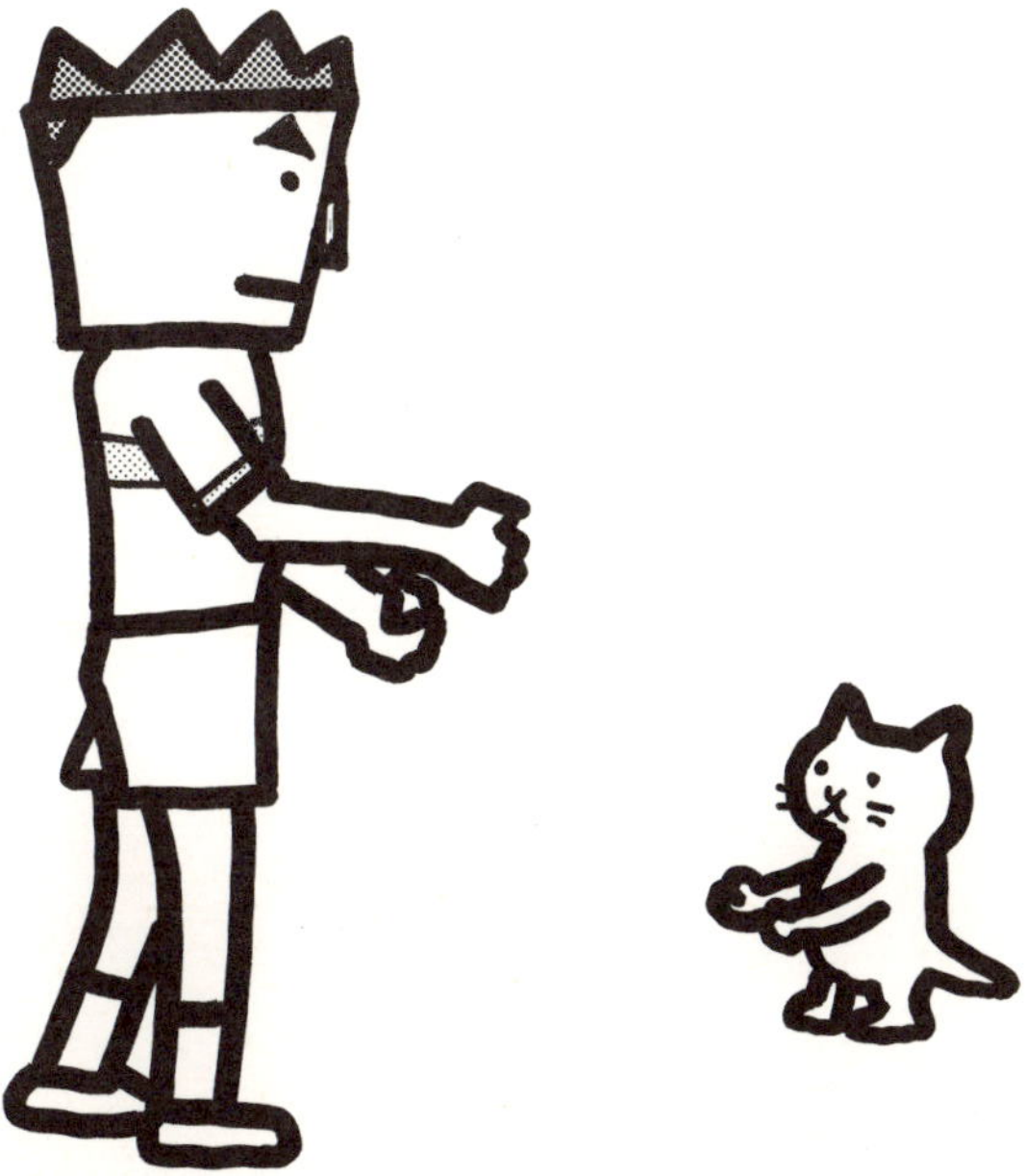

腰痛体操

Ⅱ-1

斜めに構えて膝まわし

―片足を斜め前に出し両膝をまわしましょう―

目的Ⅱ

【効き目】

膝の可動域を保ち、動きをスムーズにする力をつけます。

●こんなときに

からだの動きがぎこちなく感じた後に。

●ミドル世代までの方に

足を肩幅に広げて大きい動作でもできます。

LET'S TRY

1. 片足を一足長斜め前に出して立ちます。
2. 膝を軽く曲げて両膝とも反時計回りに１回まわします。次に膝を逆にまわしましょう。
3. この動作を４回繰り返します。

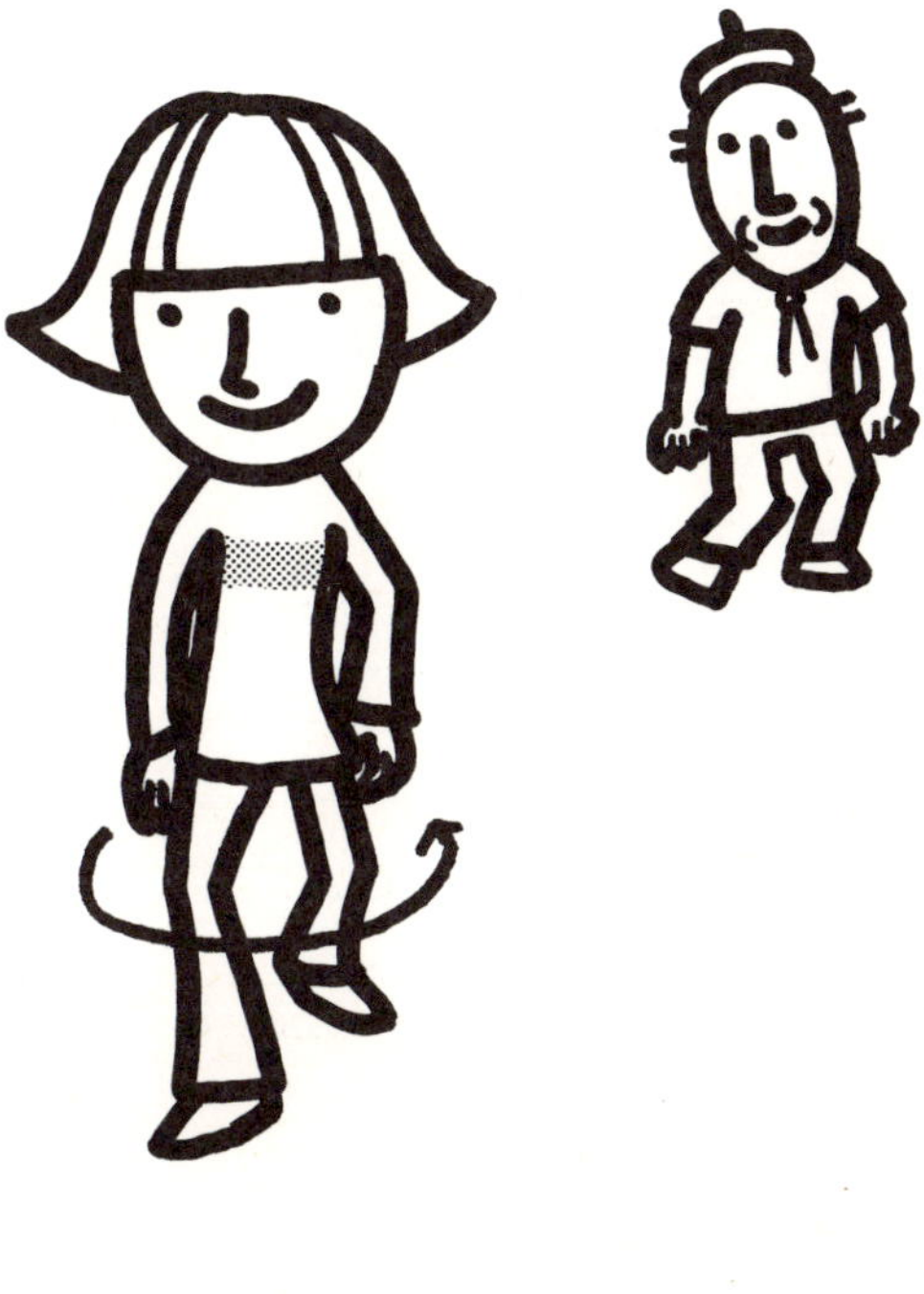

ポイント！

意外に難しいです。上体だけを動かさないように。

腰痛体操

II－2 しゃがんで立って

―しゃがんだり立ったりしましょう―

【効き目】
膝や足首のやわらかさを保つとともに脚の力をつけます。

●こんなときに
足の力が弱くなったと感じたときに。

●ミドル世代までの方に
テーブルにつかまらなくてもできます。

目的II

LET'S TRY

1. 両足を肩幅に開き、手でテーブルを支えにして立ちます。
2. ゆっくりしゃがんで立ちましょう。できるだけ前かがみにならないようにします。
3. 少し休んで３回繰り返します。

ポイント！

膝や腰が痛いときは無理にしないこと。

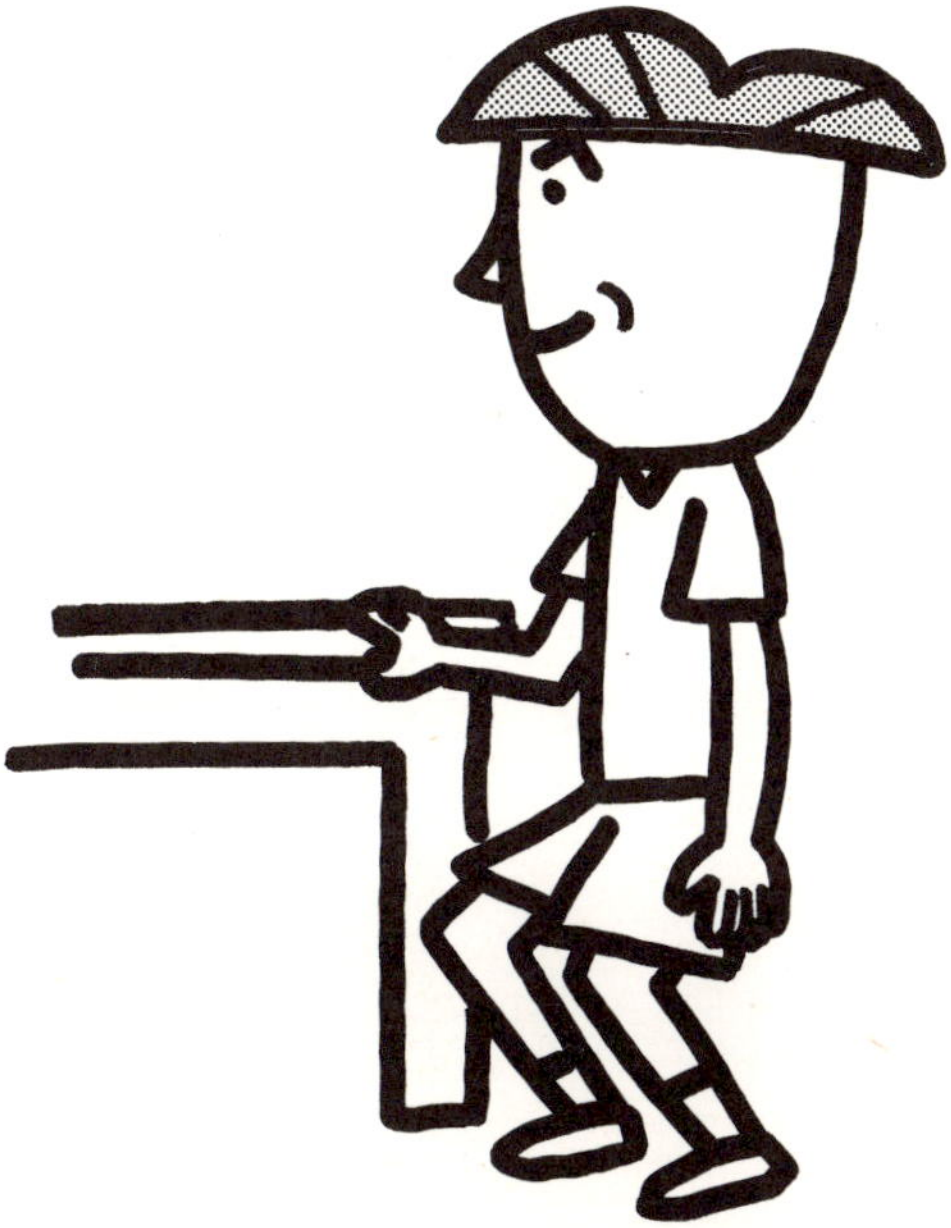

腰痛体操

II-3 サイドステップ

―左右交互にステップしましょう―

【効き目】
足をスムーズに動かせるようにからだの器用さをつけます。

●こんなときに
足の運びが以前よりままならなくなったと感じたときに。

●ミドル世代までの方に
横跳びの動作でもできます。

目的II

腰にやさしい動作

LET'S TRY

1. 両足を揃えて立ちます。
2. 片方の足を横に開き、足先を床につけてすぐ元に戻して体重を乗せましょう。
3. 次に他方の足も同じようにします。この動作を左右交互にスムーズに5回繰り返します。

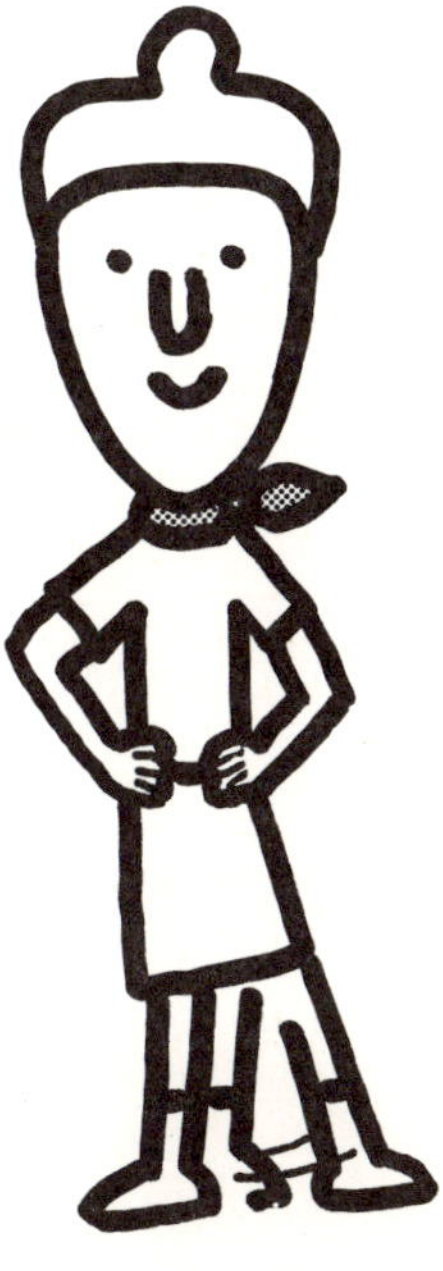

ポイント！

肩の力を抜くように。

腰痛体操

II-4 サイドウォーカー

―蟹をイメージして横に歩いてみましょう―

目的II

【効き目】

横に歩いてからだを移動する感覚に磨きをかけます。

●こんなときに

なんとなくからだを動かしたくなったときに。

●ミドル世代までの方に

自信があったら足を前後にクロスしてもできます。

LET'S TRY

1. 姿勢を正して立ちます。
2. 片方の足を横に開き、すぐ体重を乗せると同時に他方の足を引き寄せて揃えます。
3. この動作を５回繰り返した後、反対方向に同じように横歩きを５歩します。

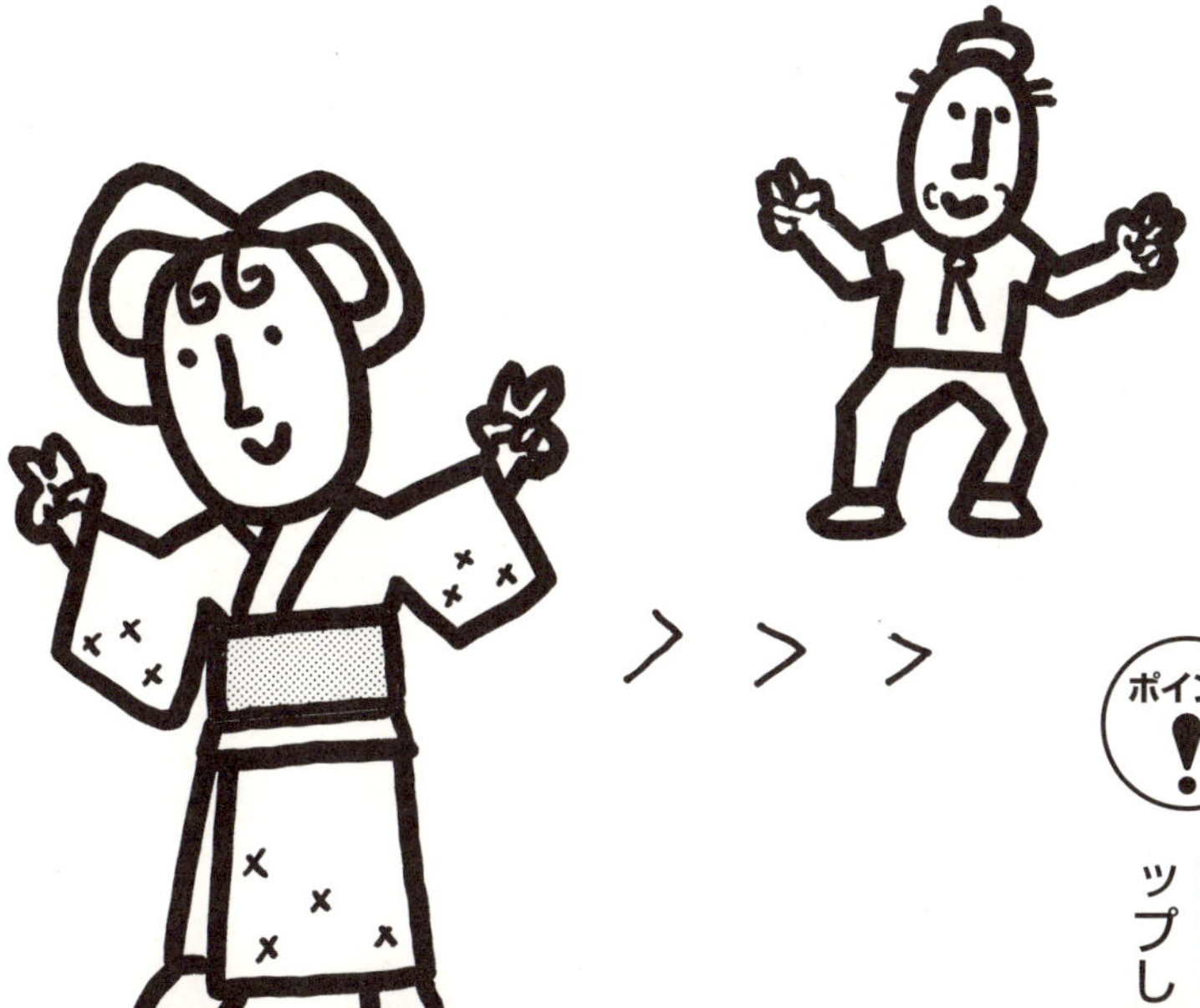

ポイント！

あまり大きくステップしないように。

腰痛体操

Ⅱ-5

後ろ歩き

―前を向いたまま後ろへ歩いてみましょう―

目的Ⅱ

【効き目】

後ろに歩く能力を維持するとともに後ろの気配を感じる能力に磨きをかけます。

●こんなときに

太腿の後ろからふくらはぎにかけてこわばったと感じたときに。

●ミドル世代までの方に

ふつうに歩くように両手の振りをつけてすることもできます。

LET'S TRY

1. 姿勢を正して立ちます。
2. 片方の足を後ろに引いて後ろ歩きをはじめます。3歩歩いたら両足を揃えましょう。
3. 向きを変えて同じ動作をします。4回繰り返しましょう。

ポイント！

腰だけを後ろに突き出さないように。

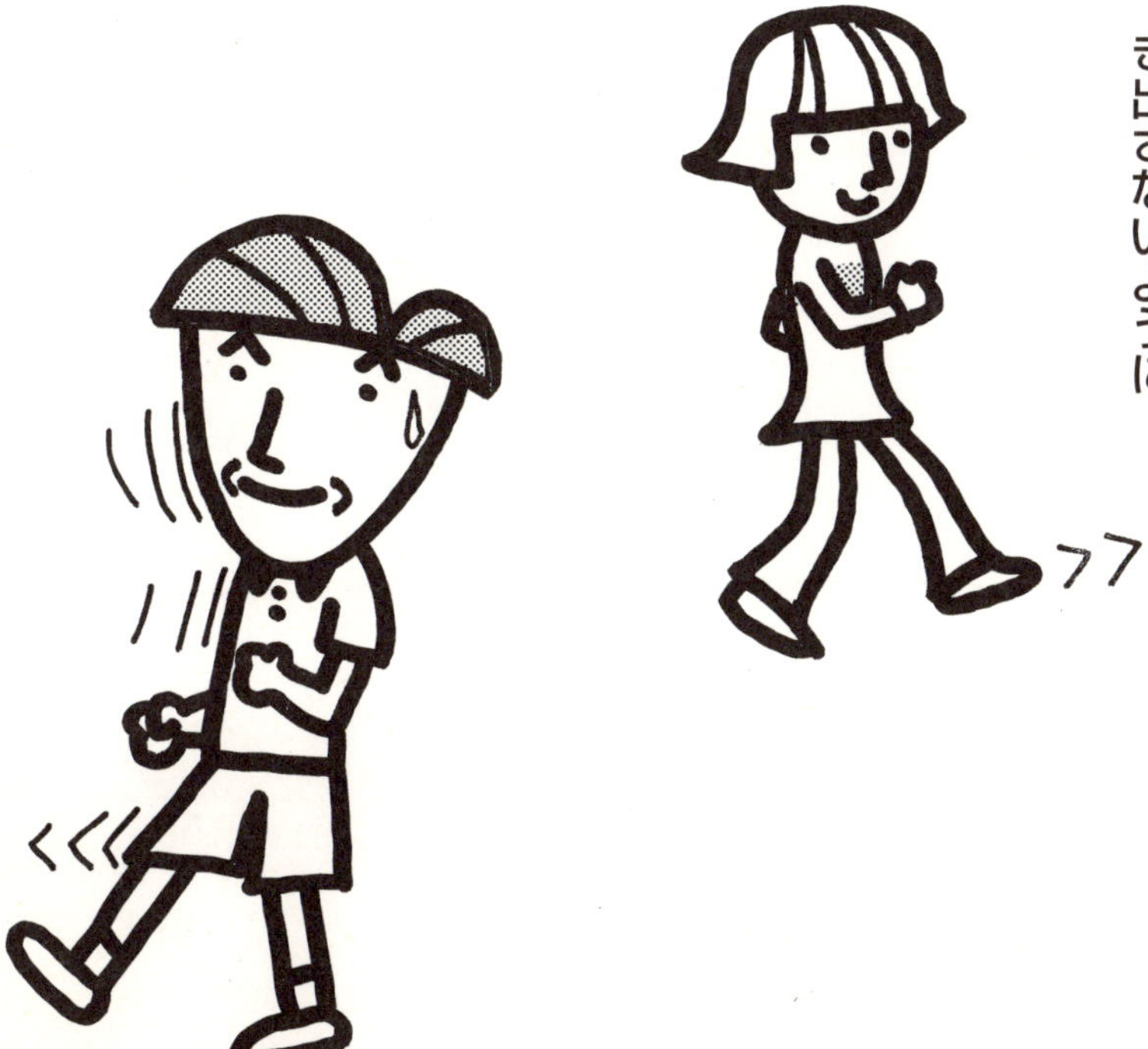

腰痛体操

Ⅱ-6 元気にツーステップ

―足の踏み替え動作で歩きましょう―

【効き目】

からだを器用に動かすことができる素地を身につけます。

●こんなときに

若い頃を想い出したときにしましょう。

●ミドル世代までの方に

ジグザグに方向をとってでもできます。

目的Ⅱ

LET'S TRY

1. 両足を揃えて立ち、足の踏み替えで歩きましょう。
2. 1歩ごと足の踏み替えをして6歩進みましょう。
3. 180度向きを変えて同じ動作をします。3往復しましょう。

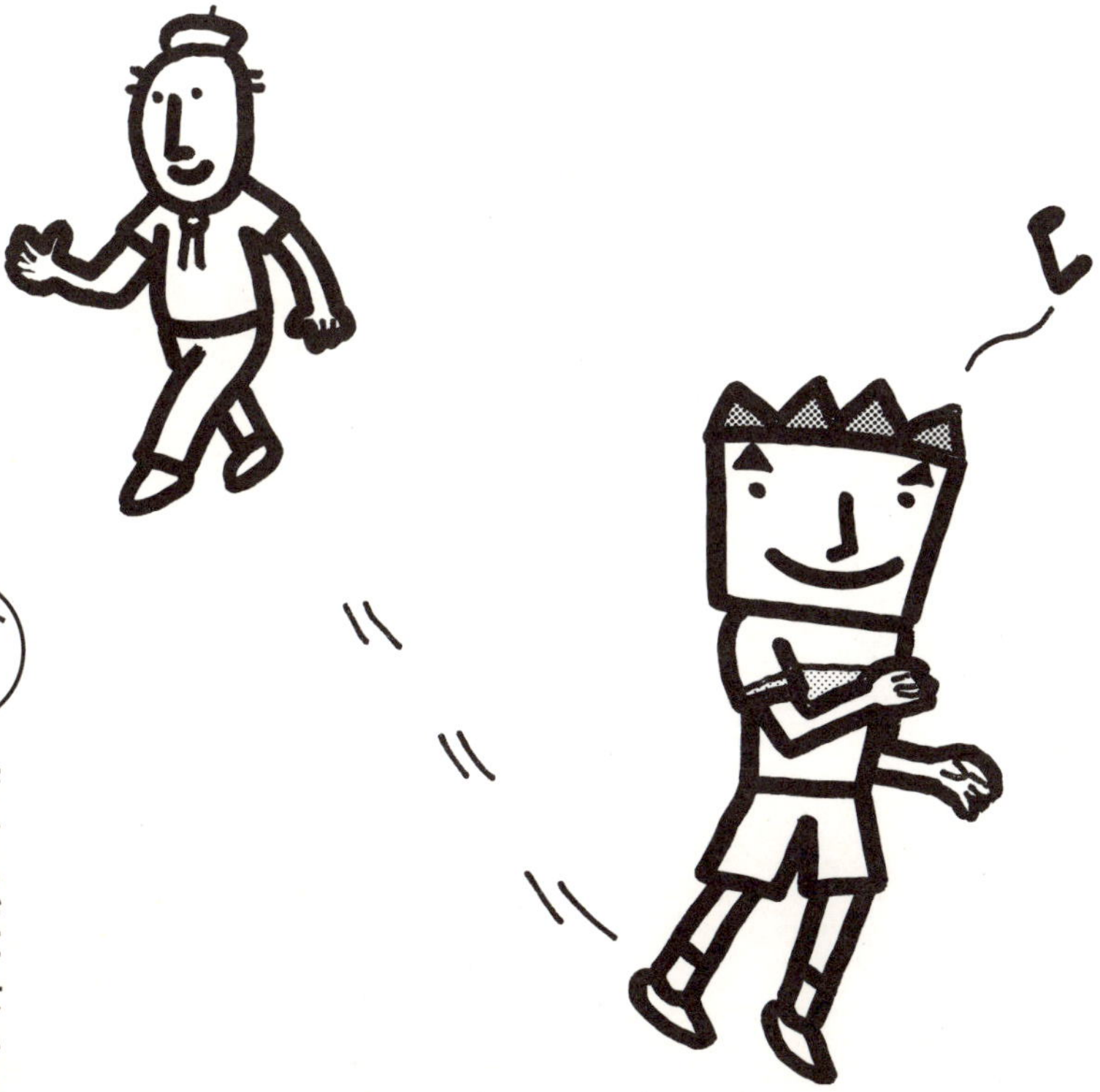

ポイント!

できるだけ下を見ないように。

腰痛体操

II-7

ウエディングマーチ

―結婚披露で入場のように歩きましょう―

目的II

【効き目】

器用にステップできる素地を身につけます。

●こんなときに

足の運びをよりスムーズにしたいときにトライしましょう。

●ミドル世代までの方に

片足を前に出して（ステップ）後ろ足を引きつけ（クローズ）、その足を前に出すこともできます。

LET'S TRY

1. 姿勢を正して立ちます。片方の足を前にゆっくり出し、後ろ足を引きつけて立ちます。
2. 次に他方の足を前にステップし、同じ要領で４歩進みます。
3. 180度向きを変えて同じ動作をします。３往復しましょう。

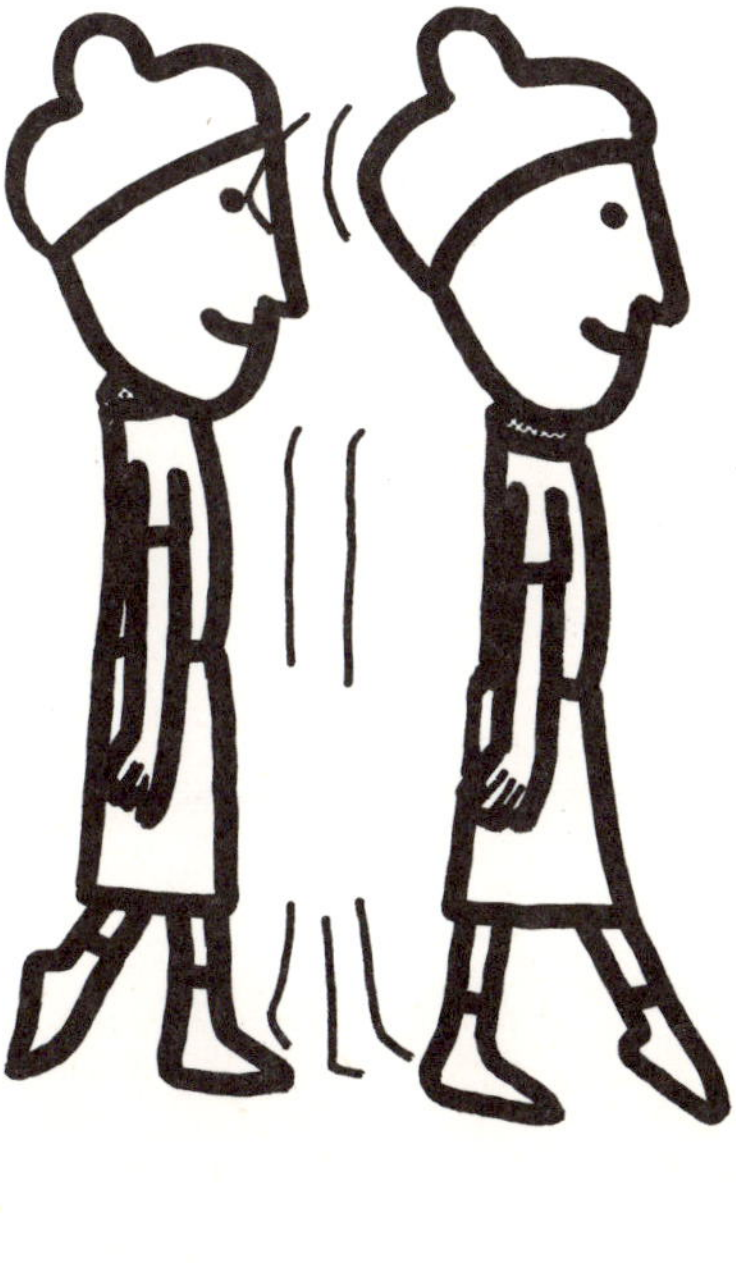

ポイント！

腰から前に出るような感じでするように。

腰痛体操

Ⅱ-8

片足バランス

―片足の腿を上げてバランスをとりましょう―

目的Ⅱ

【効き目】

年輩になるとバランスがとりにくくなります。転倒を防ぐとともに全身の器用さの保持に効果的です。

●こんなときに

外に出かける前にしたらどうでしょう。

●ミドル世代までの方に

自信がある方は両手を真上に上げてしてみましょう。

LET'S TRY

❶ 腰に手を当てて直立します。

❷ 片足の膝を曲げ、その腿をゆっくり上げて10を数えます。元に戻ります。

❸ 足を替えます。同じ動作を交互に3回ずつ繰り返しましょう。

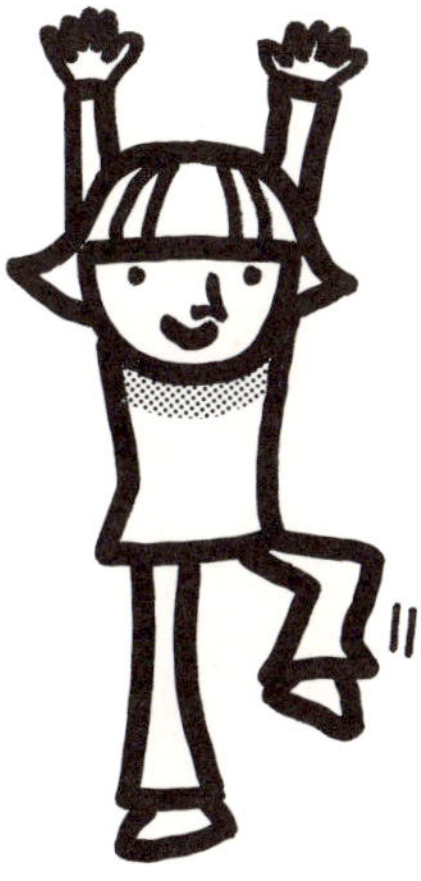

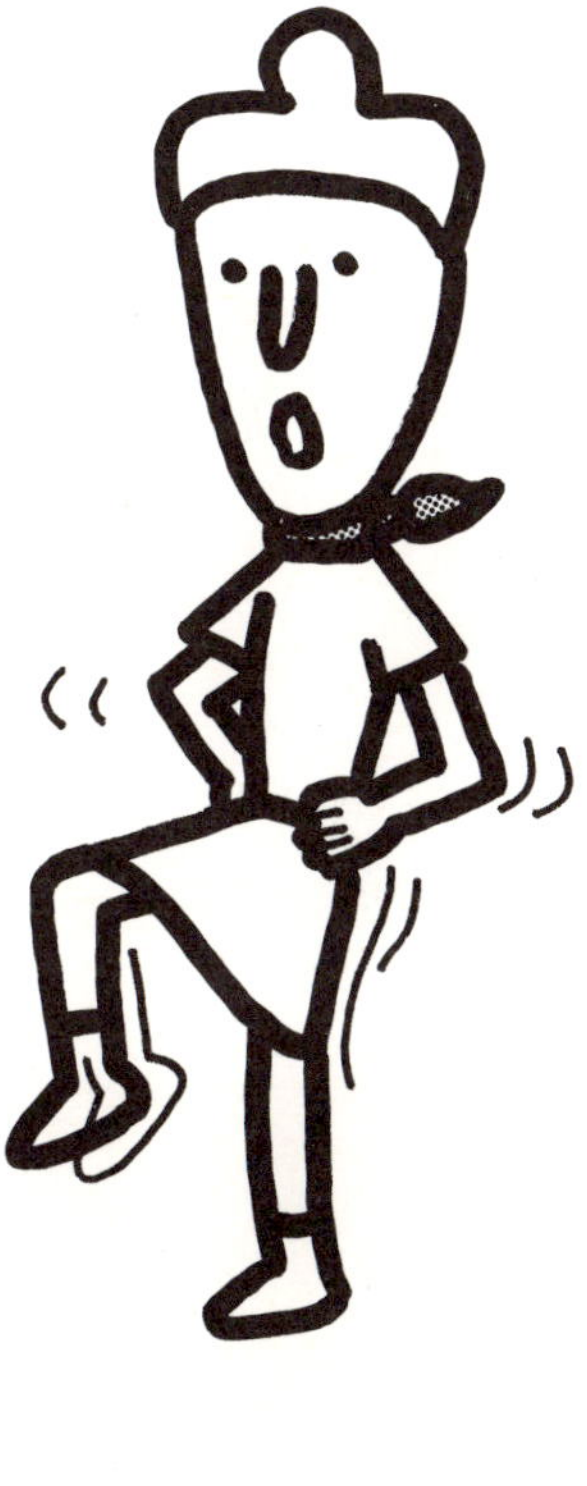

ポイント！

心を落ち着けるように。無理は禁物。

腰痛体操

II−9

平均台に乗ったつもり

目的II

腰にやさしい動作

―直線上に足を運びながら前に歩きましょう―

【効き目】

からだを動かすときのバランス能力を高めます。

●こんなときに

なんとなくバランスがとりにくくなったと感じたときにいつでも試みましょう。

●ミドル世代までの方に

ふつうに歩く速さですることもできます。

LET'S TRY

1. 両手を横に上げて姿勢よく立ちます。
2. 直線の上を歩くつもりで4歩前にゆっくり歩きます。180度向きを変えて歩きます。
3. 手をおろして少し休み、あと２往復しましょう。

ポイント！

絶対に無理をしないように！

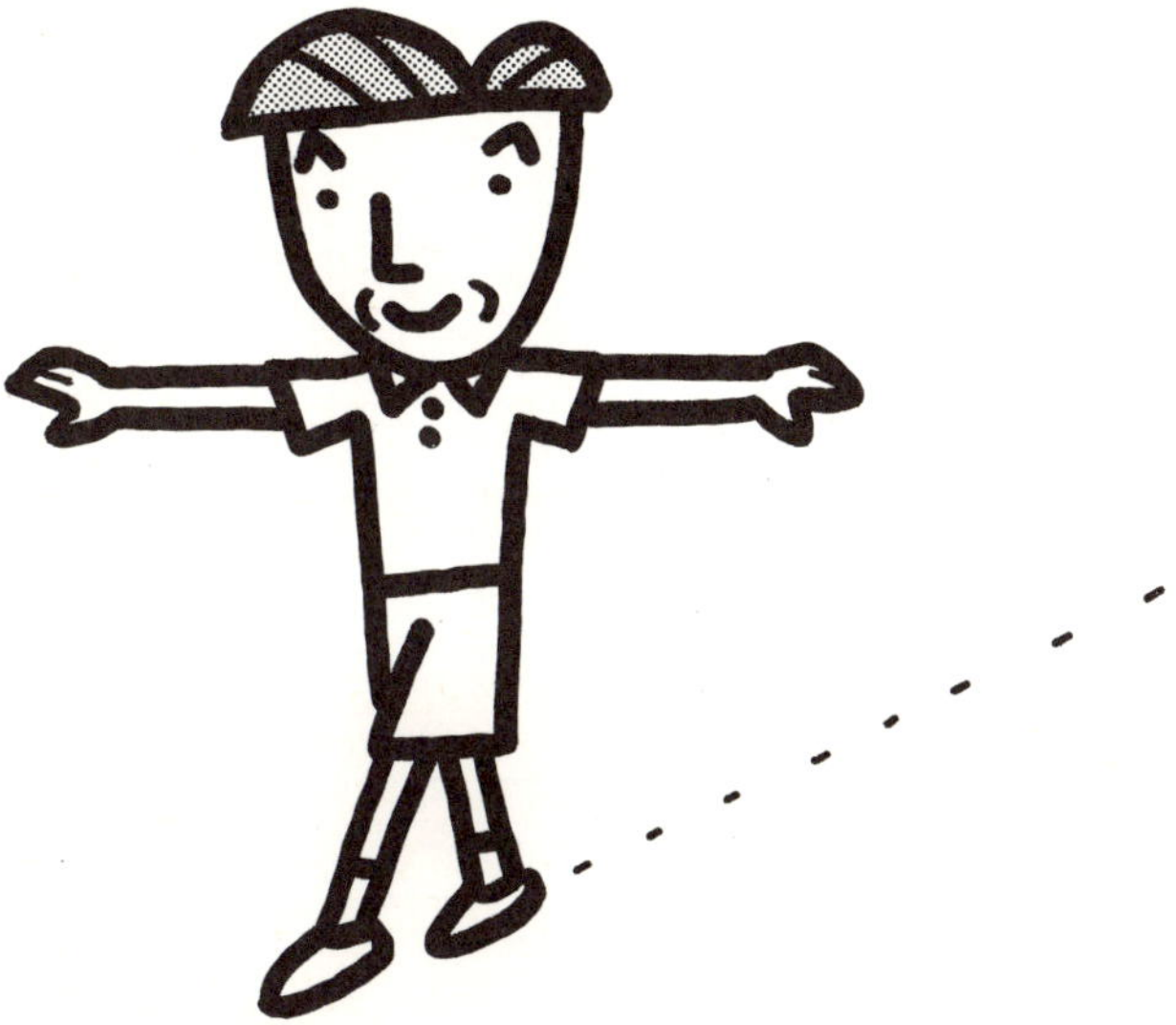

腰痛体操

Ⅲ－1 しなやか工房

―座って上体を前に曲げましょう―

【効き目】

背中全体の筋肉やハムストリング（臀部から大腿、ふくらはぎ、足首までの腱や筋肉群）を伸ばしてからだのやわらかさを保ちます。

●こんなときに

いつでもやろうと思ったらできます。

●ミドル世代までの方に

斜め前曲げも並行してできます。

目的Ⅲ

腰痛にならない

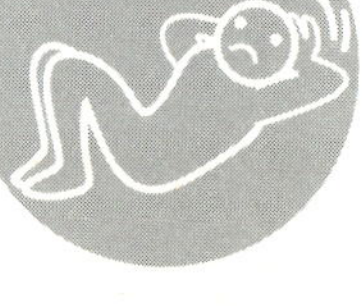

LET'S TRY

1. 両足を少し開き、伸ばして座ります。

2. つま先を上にして息をはきながら上体を前に曲げましょう。曲げたまま5を数えます。

3. ゆっくり上体を起こします。この動作を3回繰り返しましょう。

ポイント！

足を伸ばしたまま曲げるのが辛かったら膝を少し緩めます。

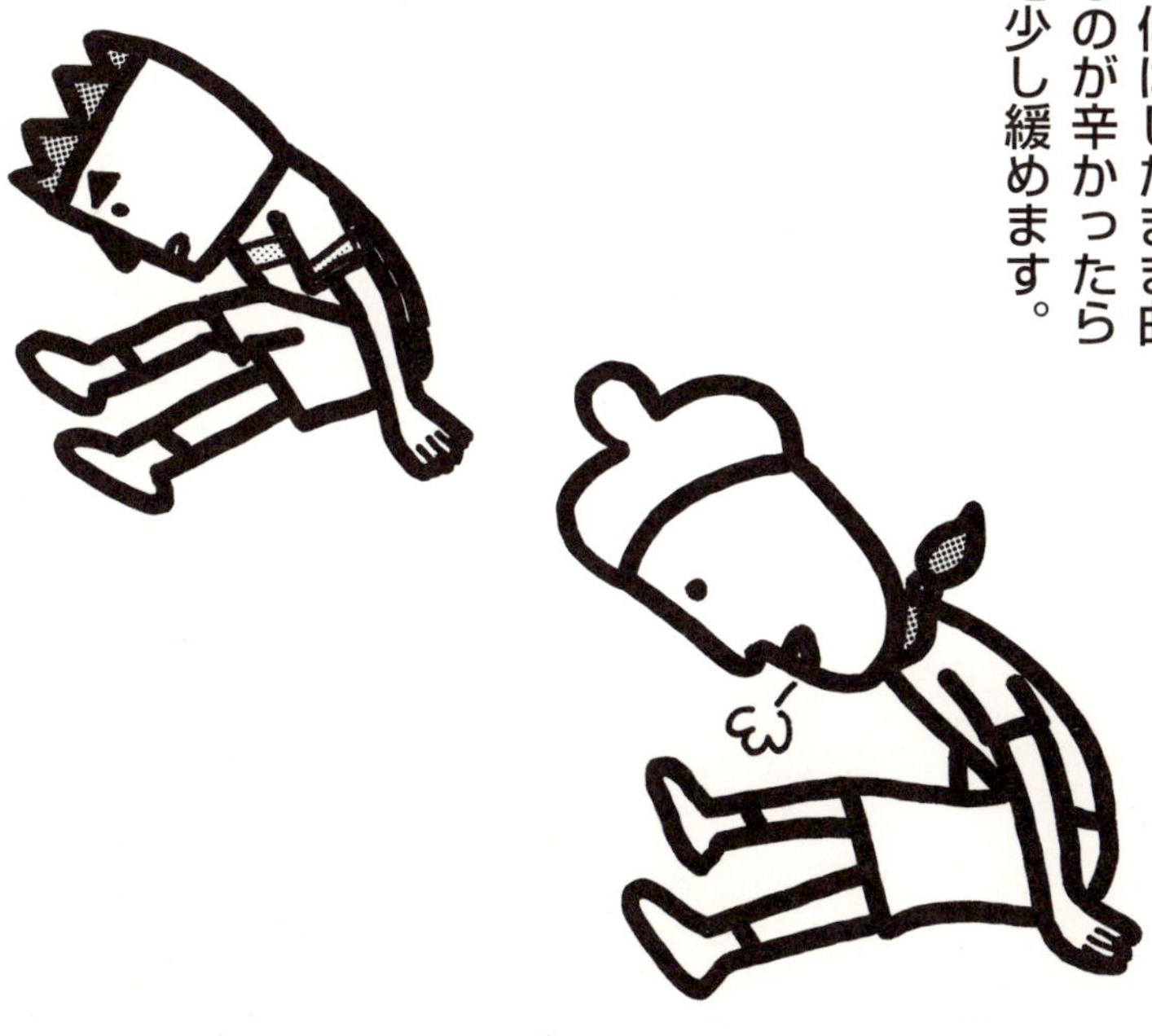

腰痛体操

III-2

空眺めて足クロス

目的III

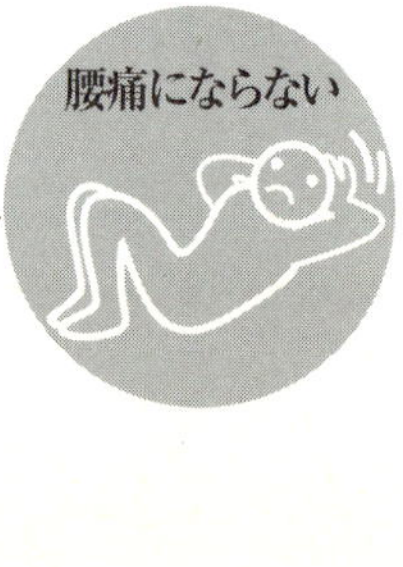

―仰向けで膝を立てて足を組み替えましょう―

【効き目】

脊椎を伸ばして骨盤の傾斜を調整します。

●こんなときに

畳の上で座っていた後に。

●ミドル世代までの方に

足を組む前に片足を上に伸ばしてから組む動作もできます。

LET'S TRY

1. 両足を少し開き、両膝を立てて仰向けに寝ます。
2. 片方の足を上げて足を組み3を数えます。足を替え、同じようにしましょう。
3. この動作をゆっくり3回繰り返しましょう。

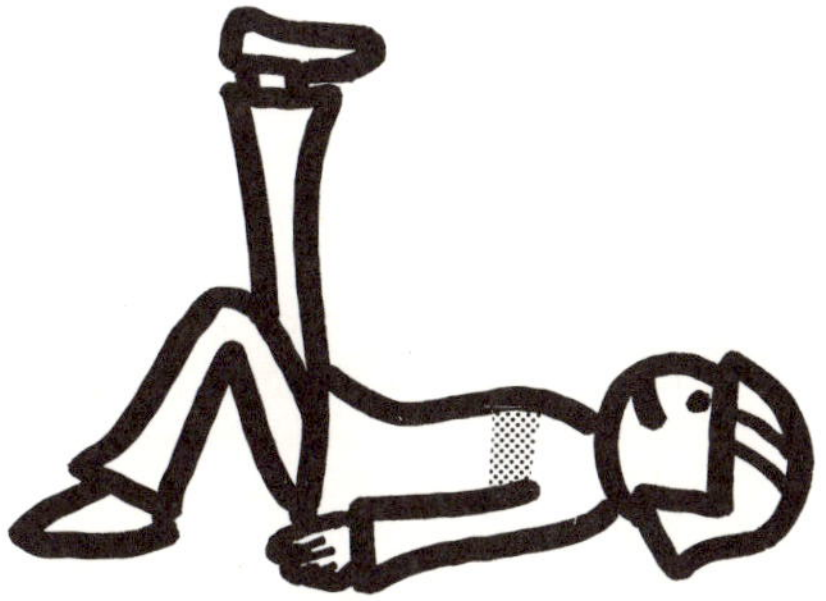

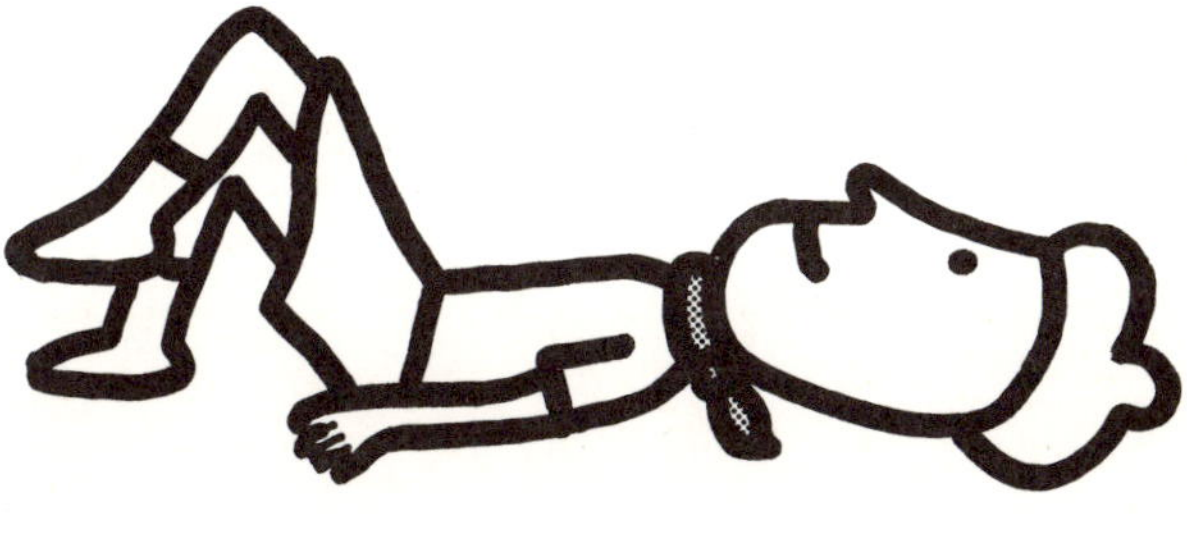

ポイント！

背すじを意識してまっすぐ伸ばすように。

腰痛体操

Ⅲ-3

下《したっ》腹《ぱら》に力を

―仰向けで膝を曲げて足先を浮かせましょう―

【効き目】
主に下部腹筋の力を維持します。

●こんなときに
畳の上でテレビを見ながらします。

●ミドル世代までの方に
膝を曲げなくてもできます。ただし無理は禁物。

目的Ⅲ

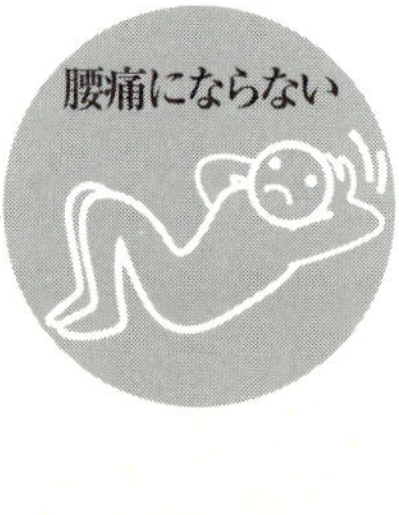

LET'S TRY

1 仰向けに寝て両膝を立てます。

2 足先を10センチ程上げて 7 を数えましょう。
元に戻します。

3 少し休んで 3 回繰り返しましょう。

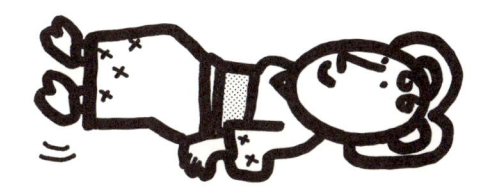

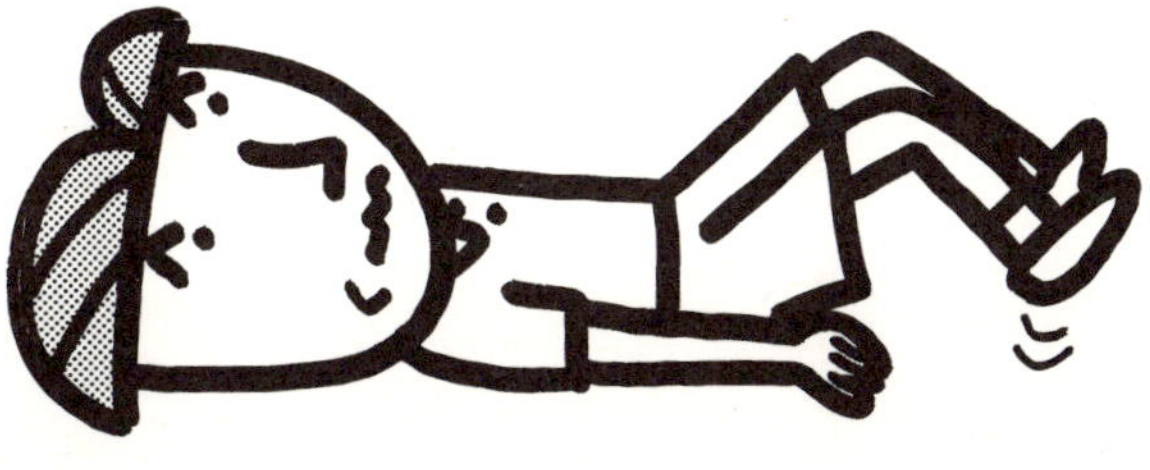

ポイント！

背中が床から離れないように。

腰痛体操

Ⅲ-4

ハローお臍《へそ》くん

仰向けで背中を丸めてお臍を見ましょう

目的Ⅲ

腰痛にならない

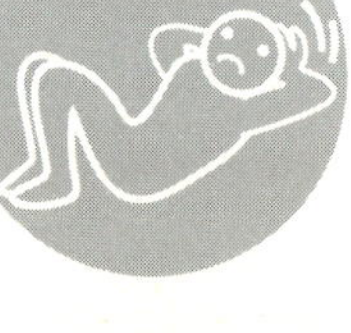

【効き目】

主に上部腹筋の力を維持します。

●こんなときに

畳の上でテレビを見ながら。

●ミドル世代までの方に

両手を頭の後ろに組んでもできます。

LET'S TRY

1. 両膝を立てて仰向けに寝ます。両手はからだの横におきましょう。
2. 背中を丸めて少し起き上がり、３を数える間その姿勢を保ちます。
3. 元に戻しましょう。少し間をおいてからもう１回しましょう。

ポイント！

起き上がるときや、姿勢を保つときは息を止めないように。

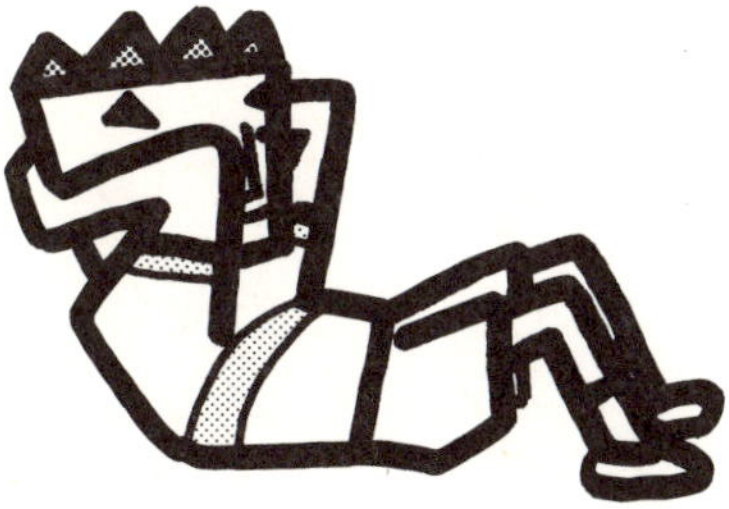

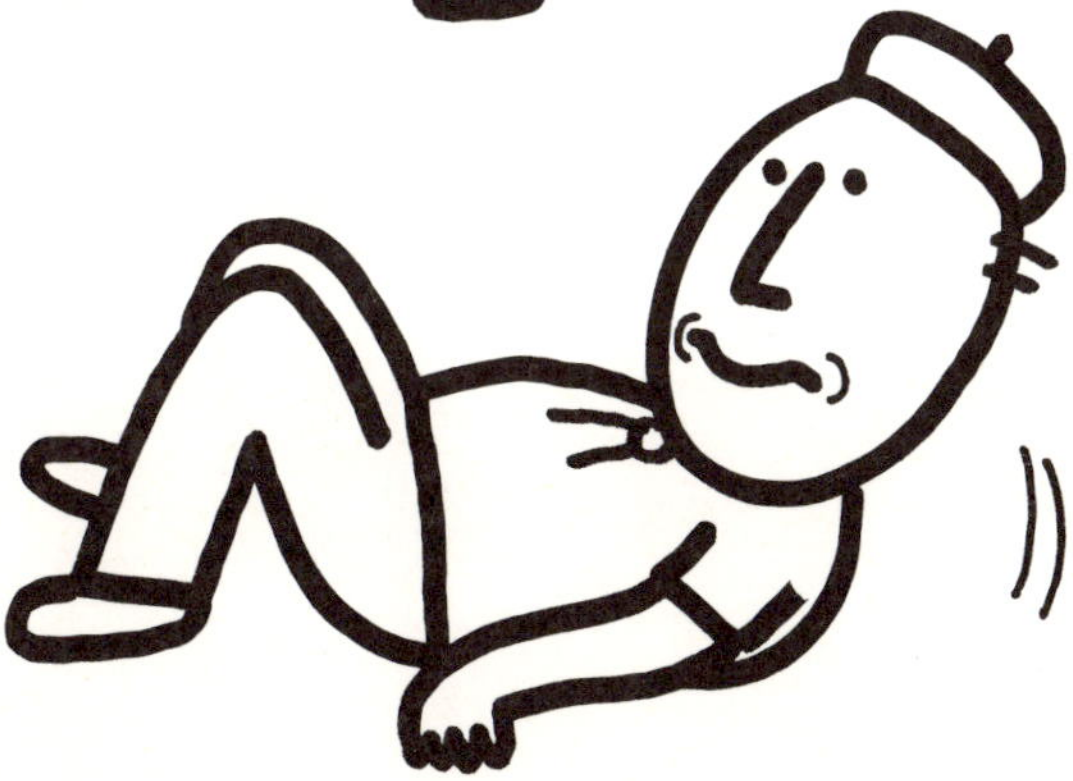

腰痛体操

Ⅲ-5

こま犬になったつもり

目的Ⅲ

腰痛にならない

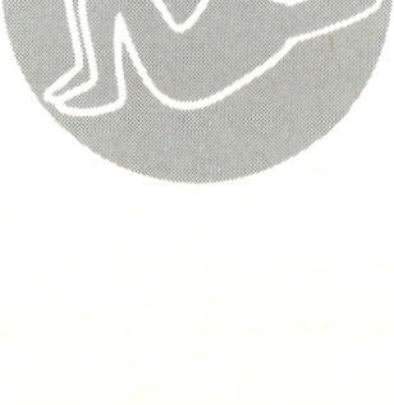

―うつ伏せになり上体を少し反らしましょう―

【効き目】

背筋が収縮して背筋力を維持します。

●こんなときに

背中が硬くなったと感じたときにしてみましょう。

●ミドル世代までの方に

手で支えなくてもできますが絶対に無理をしないように。

LET'S TRY

1. 両手を顔の横におき、うつ伏せになります。
2. 顔を起こしながら肘を床につけて胸を反らせ、少し手を浮かせて胸の反りを保ちます。
3. 反らしたまま3を数え、上体の力を抜き元に戻します。もう一度しましょう。

ポイント!

胸を反らせるときは弾みをつけないように。

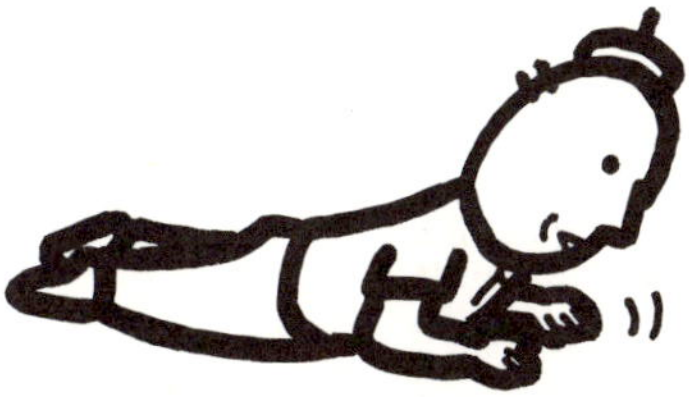

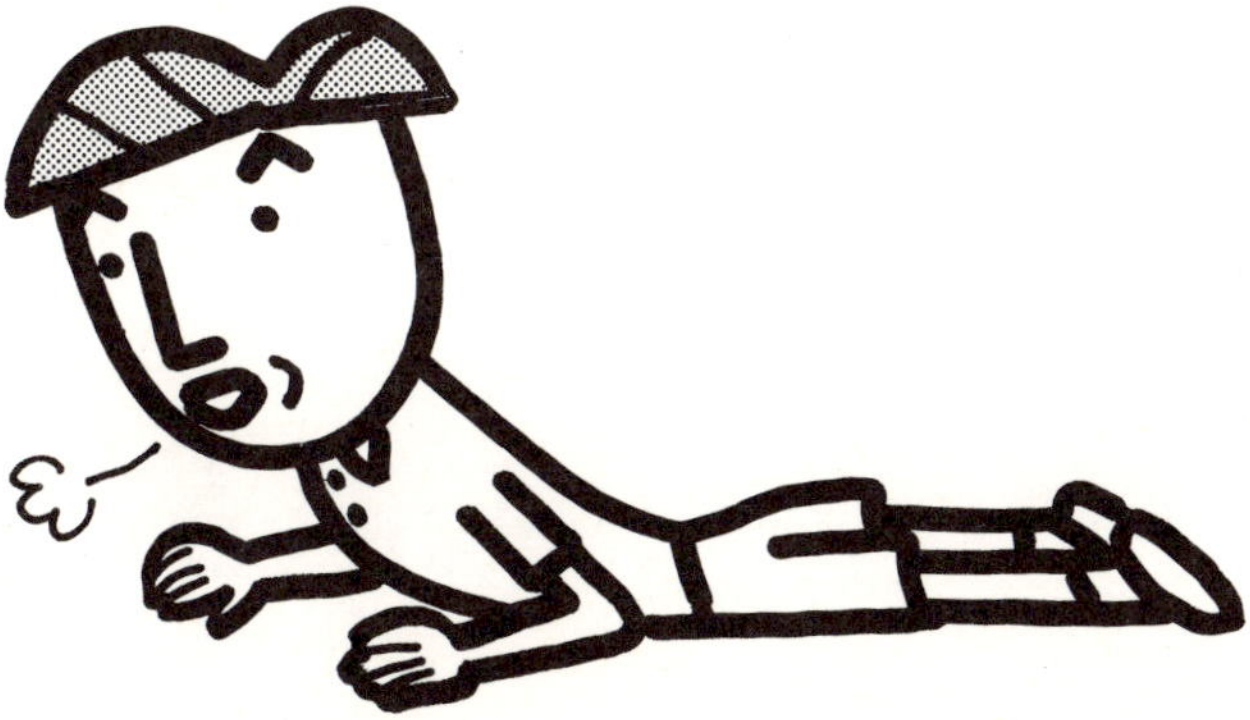

腰痛体操

Ⅲ-6

腿を後ろに上げて

―うつ伏せで片足交互に後ろ上げしましょう―

目的Ⅲ

腰痛にならない

【効き目】

お尻の筋肉を収縮して臀筋力を維持します。

●こんなときに

お尻の筋肉が衰えてきたと感じたときに。

●ミドル世代までの方に

両足同時に上げ下げすることもできます。
無理をしないように。

LET'S TRY

1. 両手を顔の横におき、うつ伏せになって片足を約5センチ上げます。
2. そのまま3を数える間保ち、足をおろしましょう。全身の力を抜いて少し休みます。
3. 他方の足を上げて同じようにします。交互に2回ずつ繰り返します。

ポイント

力み過ぎないように。

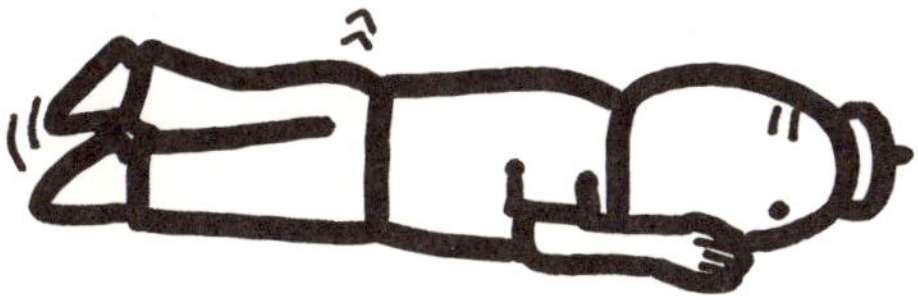

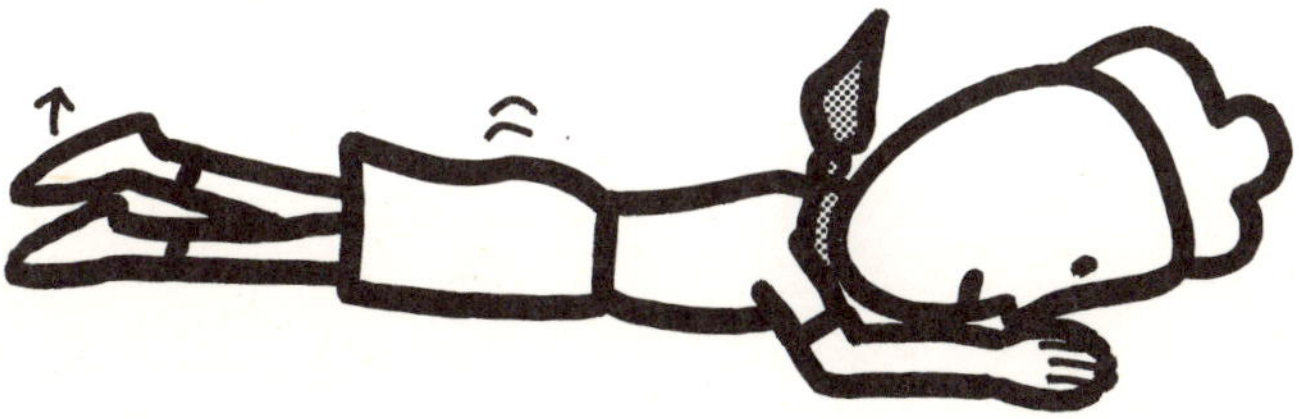

腰痛体操

Ⅲ-7

われ颯《さっ》爽《そう》と

―肘の曲げ振りと前後開きの足に弾みをつけます―

【効き目】

からだ全体で弾みをつけて動かすことによって脚力はもちろん総合的な体力維持に役立ちます。

●こんなときに

3時の休みにしてみましょう。

●ミドル世代までの方に

両足の前後開きを広めにして膝の弾みを少し深くしてもできます。

目的Ⅲ

LET'S TRY

1. 両足を少し広く前後に開き、手は肘を直角に曲げてからだの横に構えます。
2. はじめはゆっくり両手の振りと両膝の弾みを6回つけ、続いて少し速めに4回します。
3. 少し休み、あと一度しましょう。

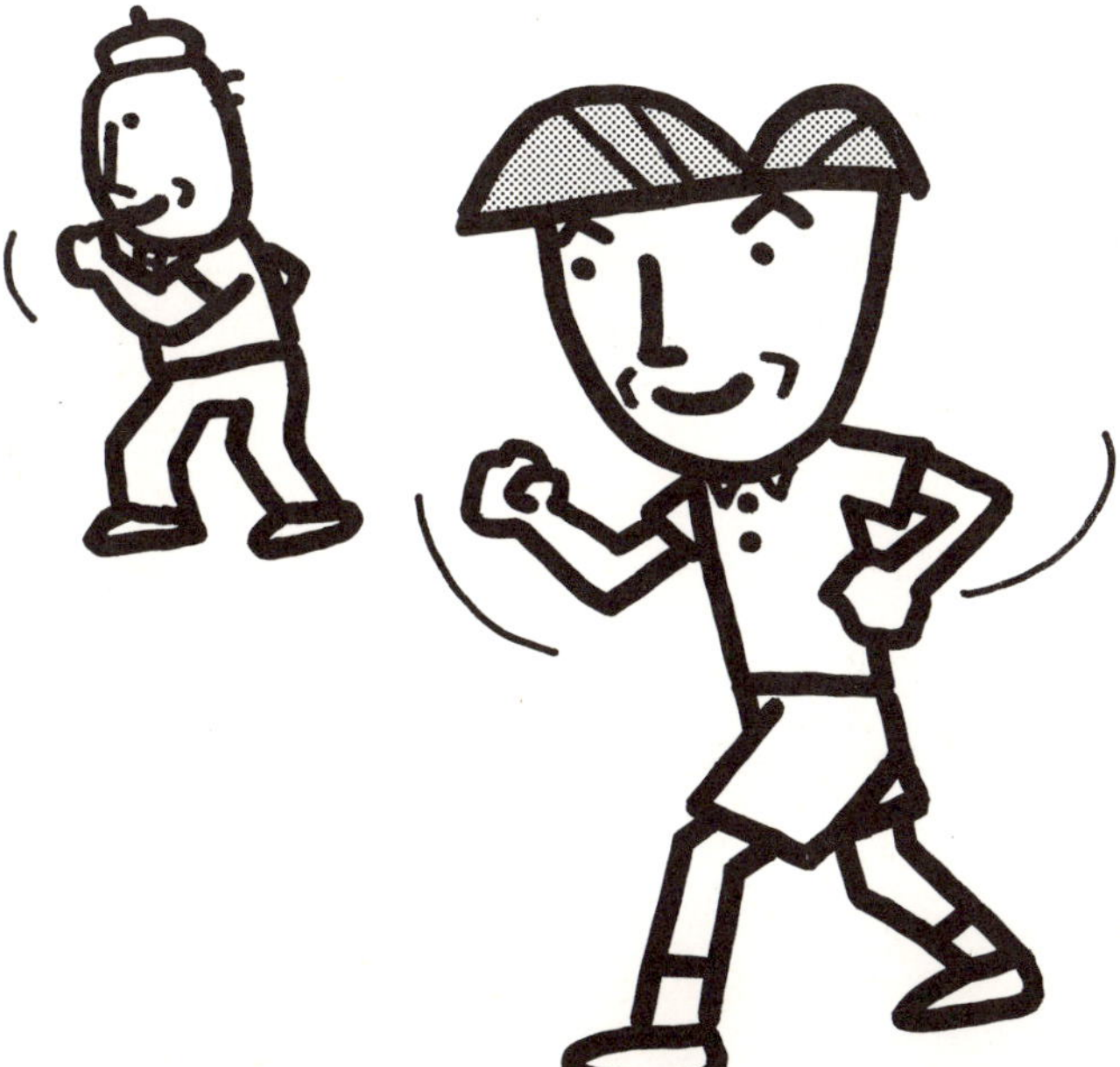

ポイント！

腕の振りと膝の弾みを合わせるように。

腰痛体操

Ⅲ-8

脇腹を伸ばそう

―両手を頭の後ろで組み脇腹を伸ばしましょう―

目的Ⅲ

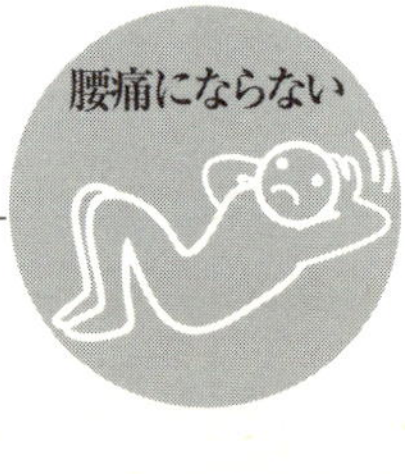

【効き目】

体側を伸展して上体のやわらかさを維持します。

●こんなときに

起床して間もない頃にします。

●ミドル世代までの方に

両手を上に上げてもできます。

LET'S TRY

1. 座っても立ってもできます。
2. 両手を頭の後ろで組み、脇腹を伸ばして2を数えます。元に戻ります。
3. 左右交互に3回ずつ繰り返しましょう。

ポイント!

脇腹を真横に伸ばすように。

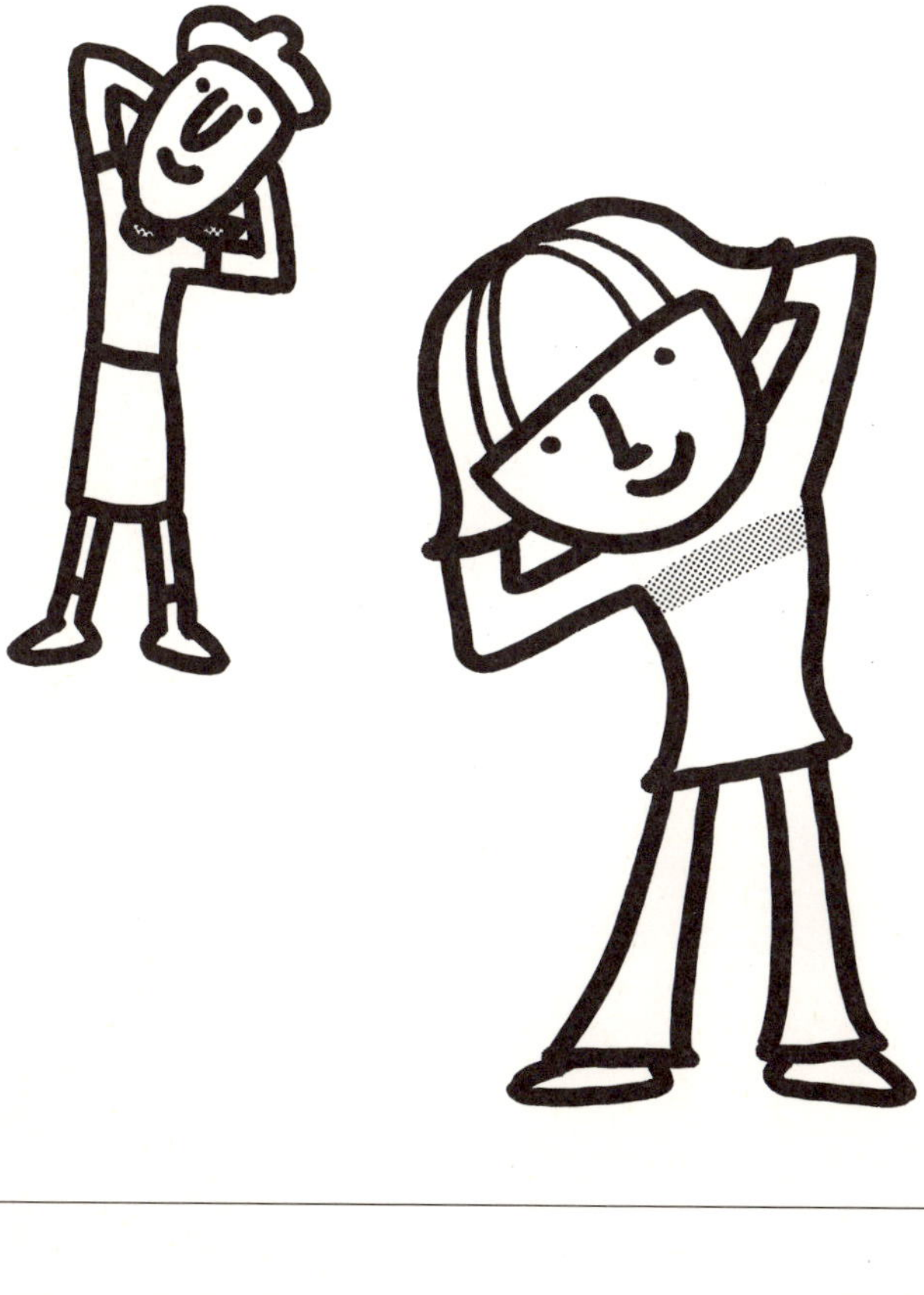

腰痛体操

III-9

両腿上げて強い強い

椅子に腰かけて両腿を同時に上げましょう

目的III

腰痛にならない

【効き目】

下腹部の筋力と腿の筋力を維持します。

●こんなときに

午後のひとときにしましょう。

●ミドル世代までの方に

腿を上げている時間を延ばします。

LET'S TRY

1. 椅子に腰かけます。
2. 両腿をゆっくり上げて2を数えます。元に戻ります。
3. 少し間をおいて3回繰り返しましょう。

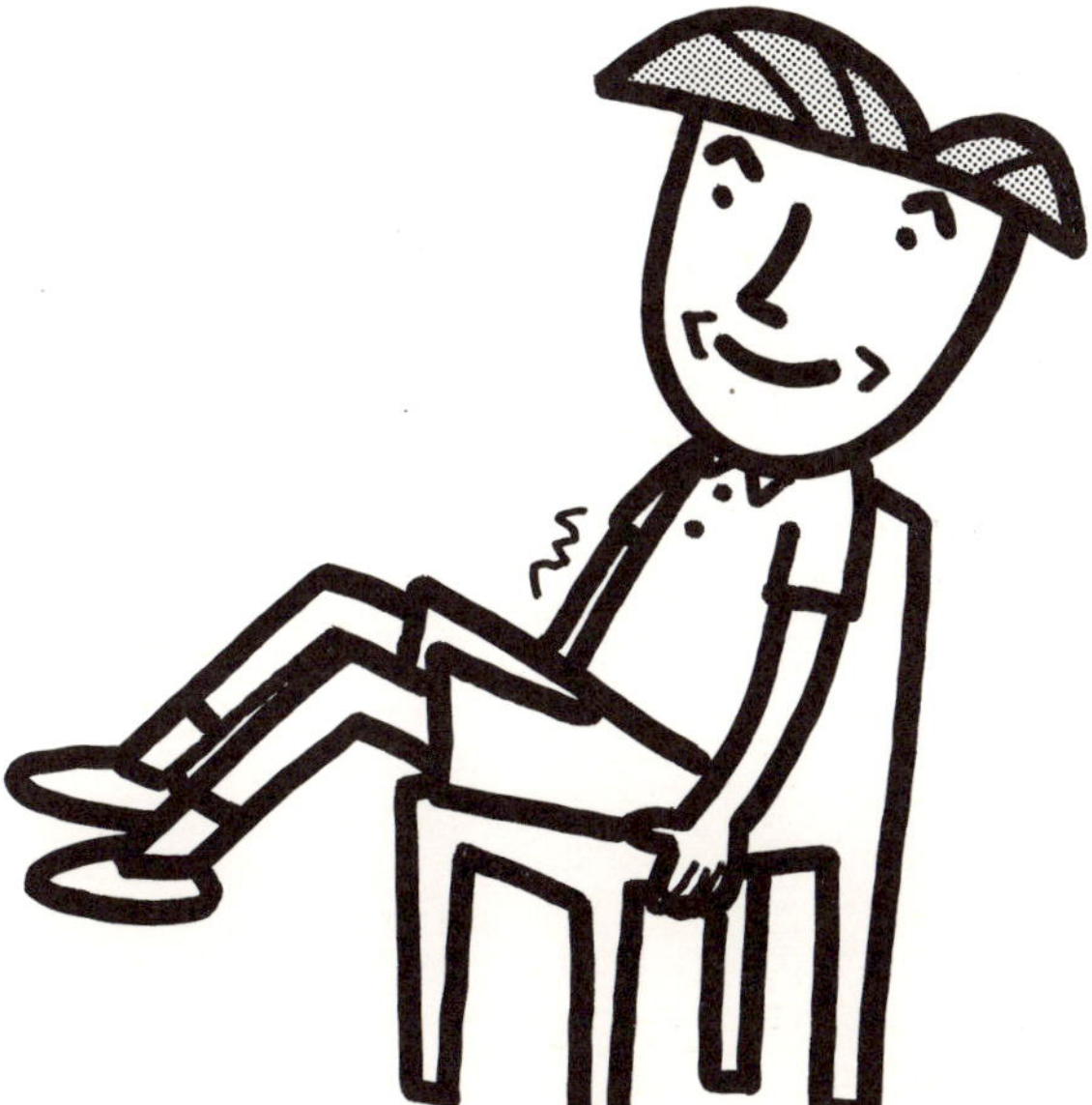

ポイント!

力まないで自然な呼吸を続けるように。

腰痛体操

Ⅳ-1

骨盤感覚

―仰向けでお尻の筋肉を締めてみましょう―

目的Ⅳ

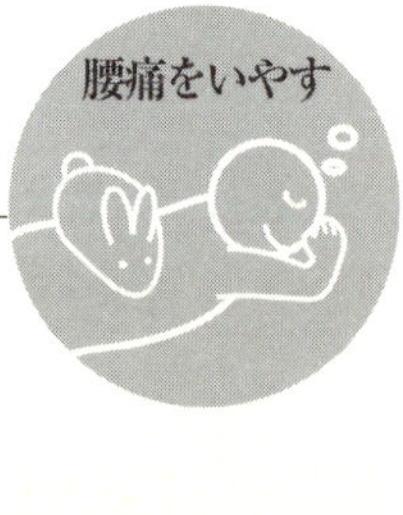

【効き目】

お尻の筋肉（大臀筋・括約筋）を締めることによって骨盤の傾斜が少なくなります。それに伴って腰椎の湾曲が少なくなり、腰筋への負担が軽くなります。

●こんなときに

腰が重く感じたときにします。

●ミドル世代までの方に

同じ方法で回数を多くしてもできます。

LET'S TRY

1. 両足を肩幅に開き、膝を曲げて仰向けになります。
2. からだの他の部分は動かさないでお尻の頬だけを３を数える間締めます。力を抜きます。
3. 少し休みながらこの動作を５回繰り返します。

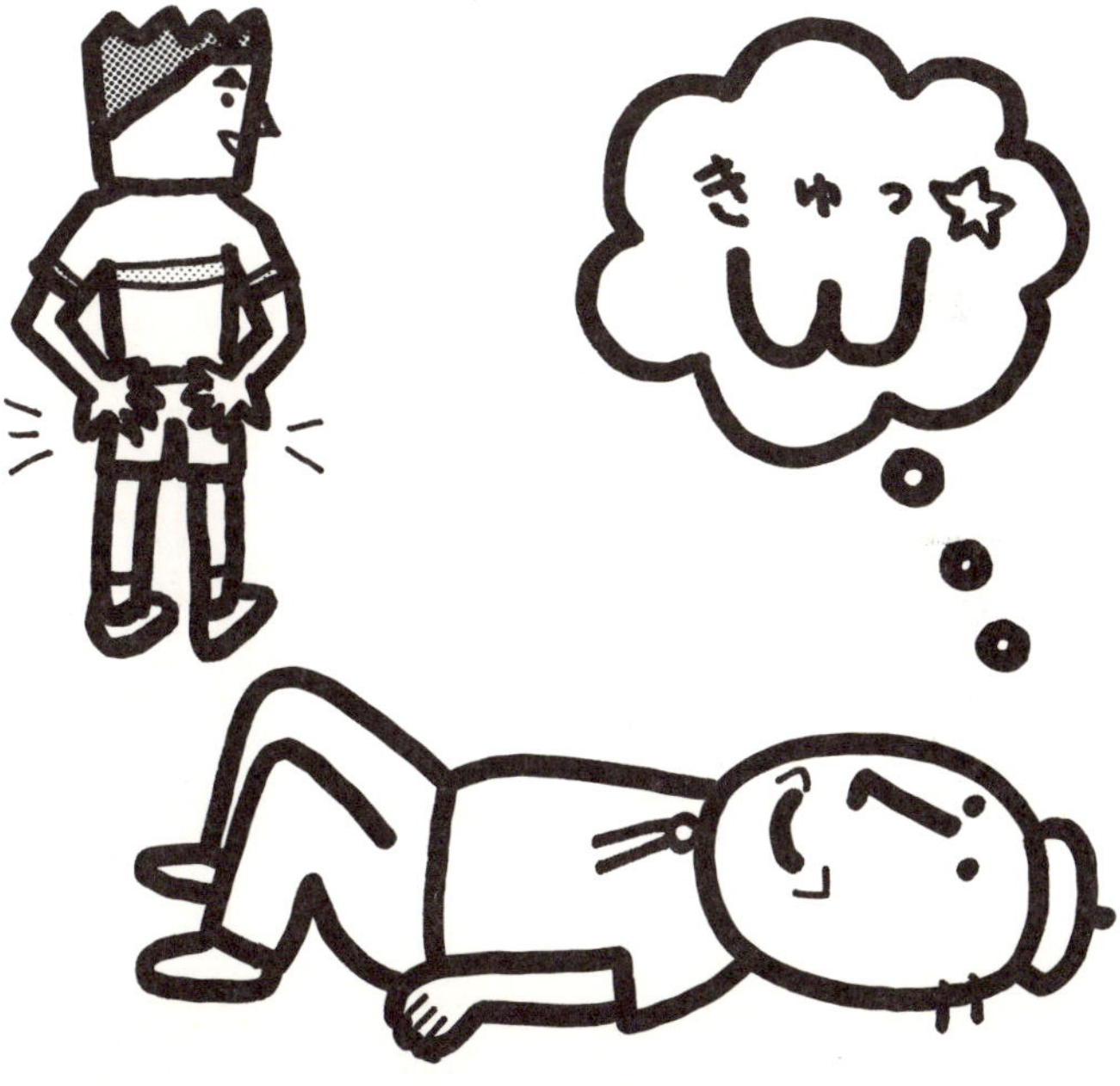

ポイント

骨盤の動きに注意します。自然な呼吸を続けるように。

腰痛体操

Ⅳ-2

ハードル型前曲げ

—腰かけて片足を伸ばして前曲げをしましょう—

目的Ⅳ

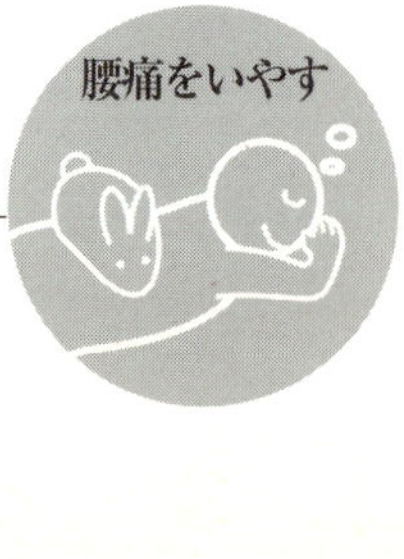

【効き目】

膝を伸ばして背中を丸めることにより、腰部、臀部、脚後部などの筋肉群や腱群を伸展し、やわらかさを保つとともに血行をよくして疲労素をとり去ります。

●こんなときに

夕方、ほっとしたときにします。

●ミドル世代までの方に

両足を台の上に上げてもできます。

LET'S TRY

1. 椅子に腰かけて片足を伸ばして椅子と同じ高さの台に乗せ、つま先を立てます。
2. 背中を丸めてゆっくり前曲げをして3を数えます。元に戻します。
3. 少し間をおきながら4回繰り返しましょう。

ポイント！

前に曲げるときは意識して息をはくように。

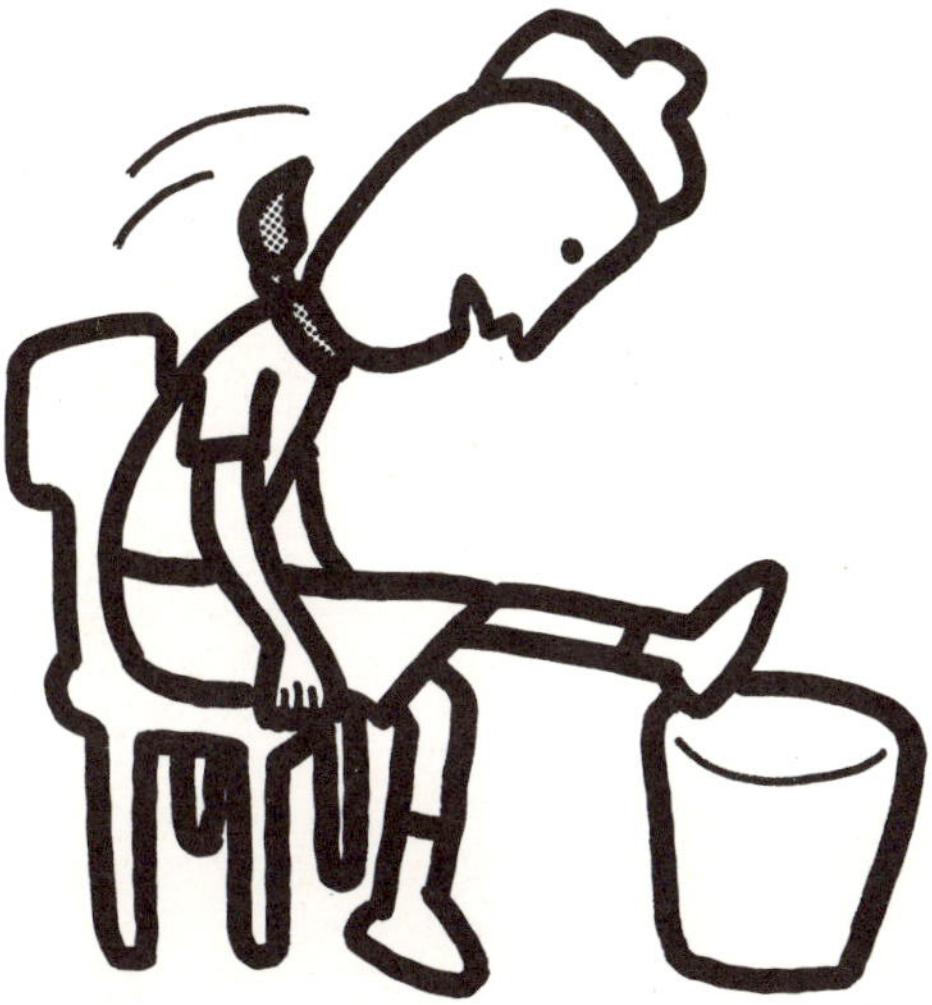

腰痛体操

Ⅳ-3 楽ちんV字

—座って上体を後ろ斜めに倒した姿勢を保ちます—

目的Ⅳ

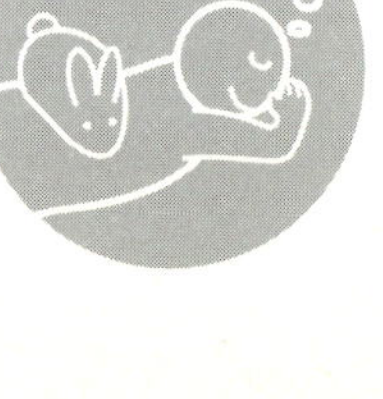

【効き目】

腹筋を収縮させることによりその部分の力を保ちます。

●こんなときに

午後、一段落したひとときにします。

●ミドル世代までの方に

両手を頭の後ろに組んですることもできます。

LET'S TRY

1. 膝を立てて両足を肩幅に開いて座り、両手で腿を軽くつかみます。
2. 上体をゆっくり後ろ斜めに倒し、その姿勢で３を数え、元に戻します。
3. 少し間をおきながら３回繰り返します。

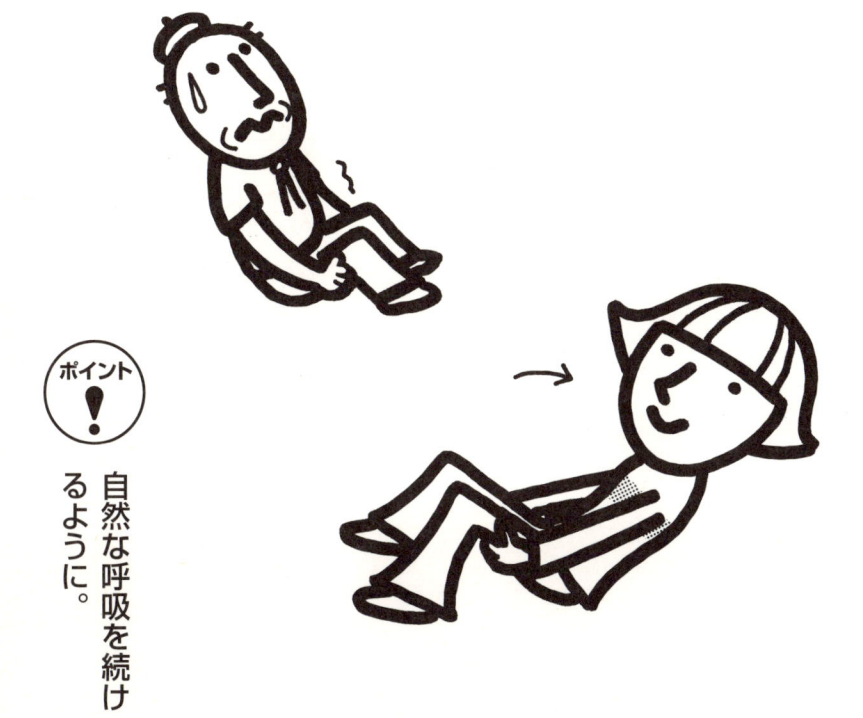

ポイント！

自然な呼吸を続けるように。

腰痛体操

Ⅳ-4

片足上げてパワーアップ

―仰向けで左右交互に足先を上げましょう―

目的Ⅳ

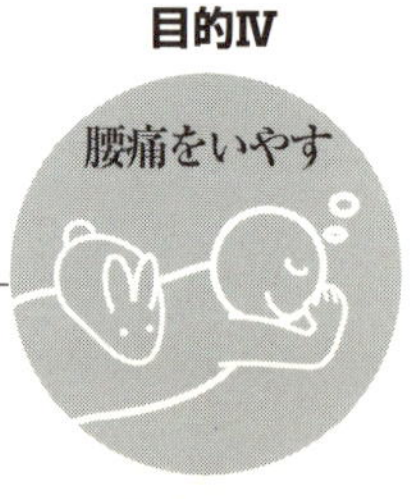

【効き目】

腹筋や腿の筋肉（大腿四頭筋）を収縮させることによりその部分の力を保ちます。

●こんなときに

午後、お茶を飲む前にします。

●ミドル世代までの方に

両膝を同時に上げることもできます。

LET'S TRY

1. 膝を少し緩めて仰向けに寝ましょう。手は体側におきます。
2. 片方の足を斜めに上げ、上げたまま3を数えます。足をおろして少し休みましょう。
3. 交互に4回ずつ繰り返しましょう。

ポイント！

息を止めないで、自然な呼吸を続けるように。

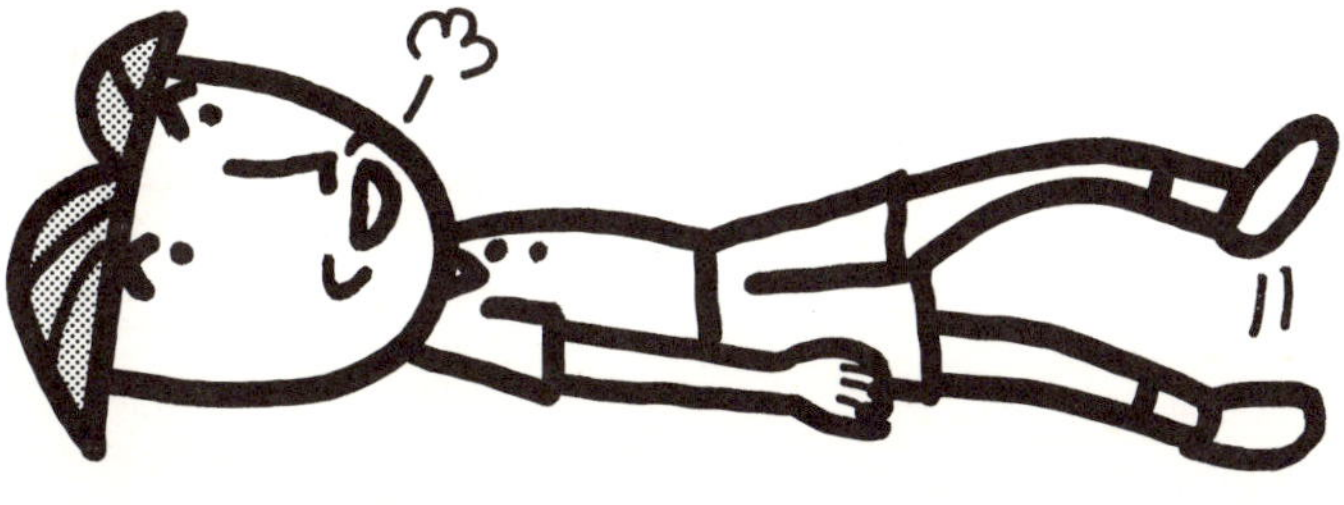

腰痛体操

IV-5

腰を伸ばしてすっきり

目的IV

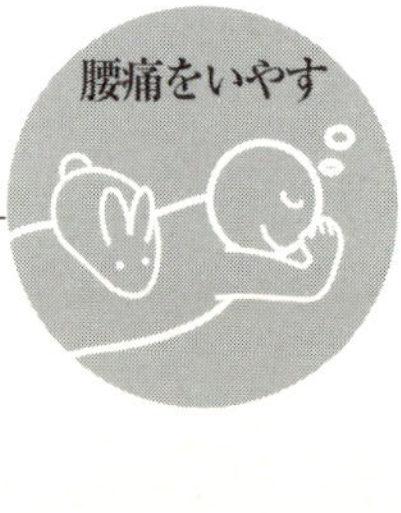

―腰を少し前に出してすっきりしましょう―

【効き目】

骨盤の前傾を矯正して腰椎にかかる負担を軽くします。

●こんなときに

中腰姿勢になった後にします。

●ミドル世代までの方に

腰を前に出したまま両手を下げて両膝を弾ませることもできます。

LET'S TRY

1. 両足を肩幅に開き、背すじを伸ばして立ちます。
2. 腰の後ろ側に両手を当てて腰を前に出しましょう。3を数えた後、元の姿勢に戻ります。
3. この動作を4回繰り返します。

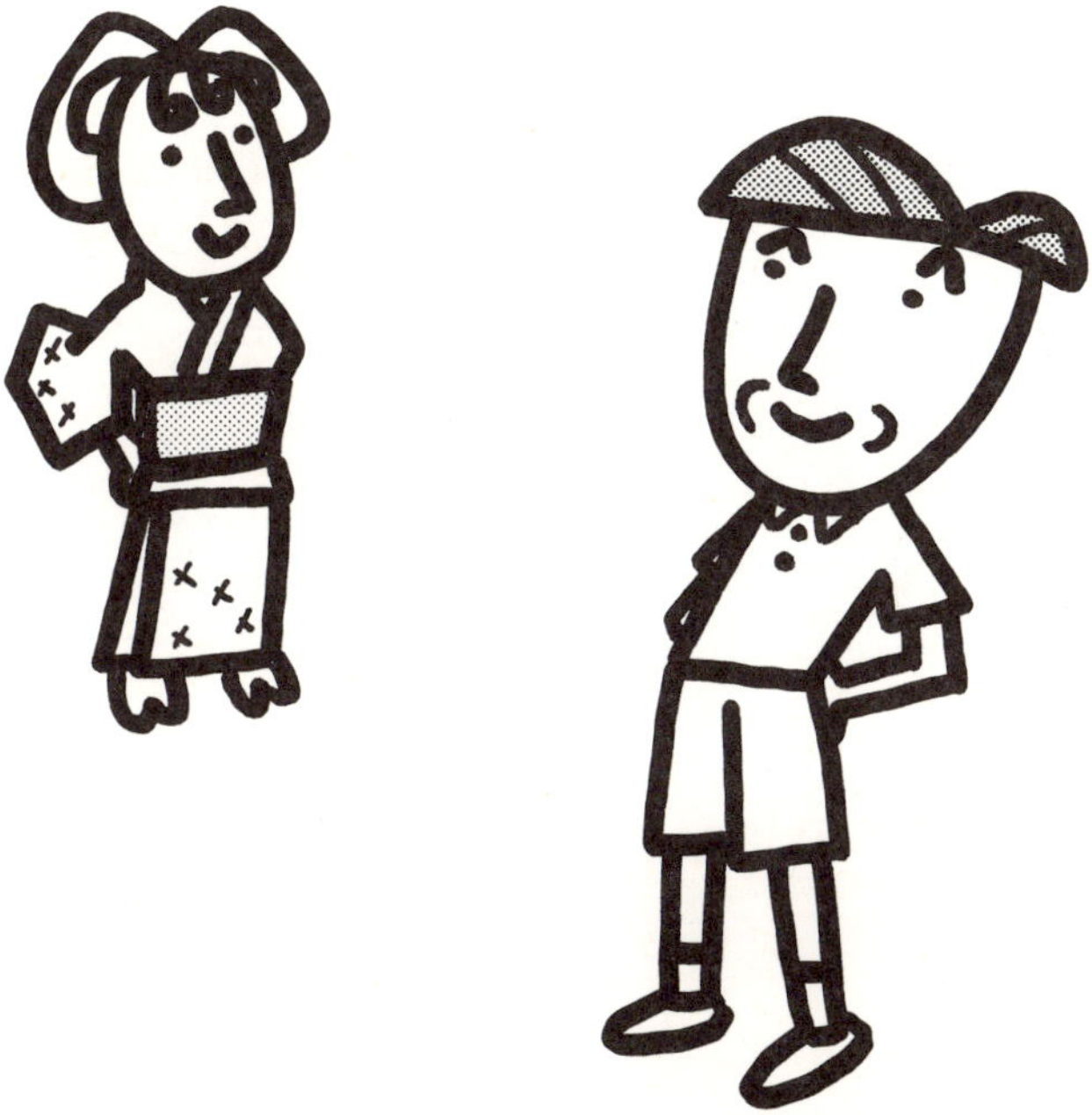

ポイント!

からだを故意に反らせないように。

腰痛体操

Ⅳ-6

片膝かかえ

―交互に片膝を立ててかかえ込みましょう―

目的Ⅳ

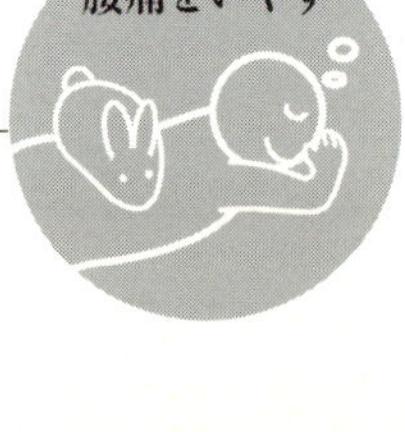

【効き目】

膝をかかえ込むことにより腰筋を伸展し、血行をよくしてこりをほぐします。

●こんなときに

腰に違和感をもったときにします。

●ミドル世代までの方に

両膝同時にかかえ込むこともできます。

LET'S TRY

1. 両足を前に出し長座の姿勢になります。
2. 片方の膝を立てながら背中を丸めて抱え込み５を数えましょう。
3. 元に戻して他方の膝を抱え込みます。この動作を４回繰り返しましょう。

ポイント

力み過ぎないように。

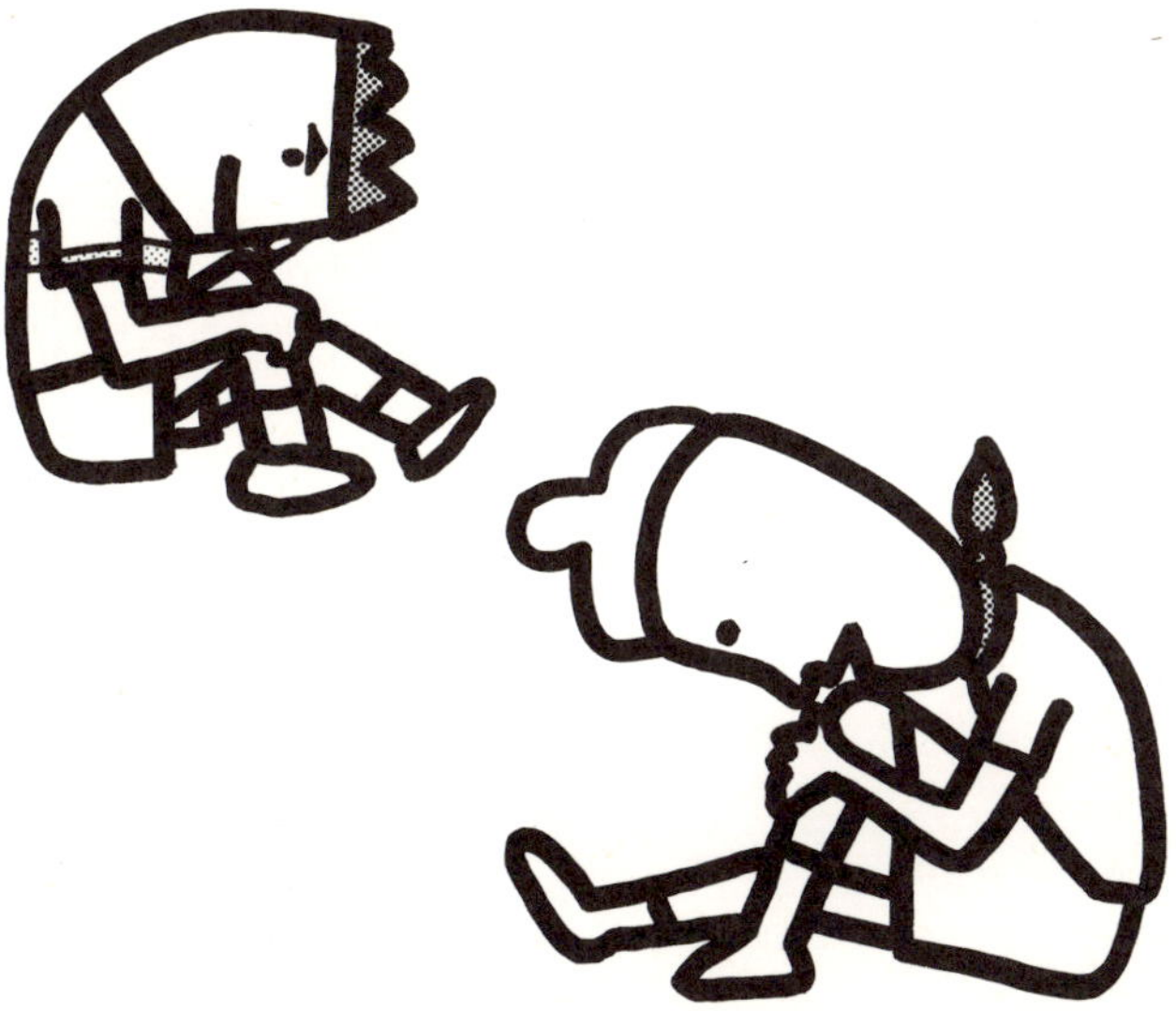

腰痛体操

IV-7

いい湯だな

頭にタオルを乗せ上体を左右にひねりましょう

【効き目】

脊椎が横に偏っている（個癖）場合は矯正になり背中や腰の筋肉を収縮伸展してこりを和らげます。

●こんなときに

ソファに座っていた後にします。

●ミドル世代までの方に

両手を横に上げてでもできます。

目的IV

腰痛をいやす

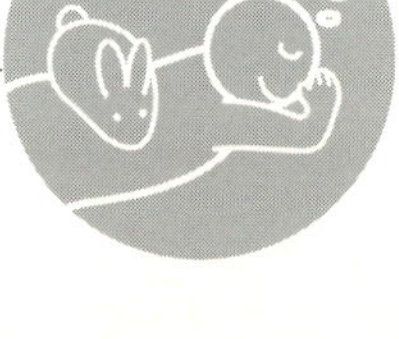

LET'S TRY

1. 両足を肩幅に開き、タオルをたたんで頭に乗せます。
2. 両手を下腹に当てて上体を片方にひねり、次に正面に戻ります。
3. ゆっくり反対方向にひねり、正面に戻ります。この動作を 4 回繰り返しましょう。

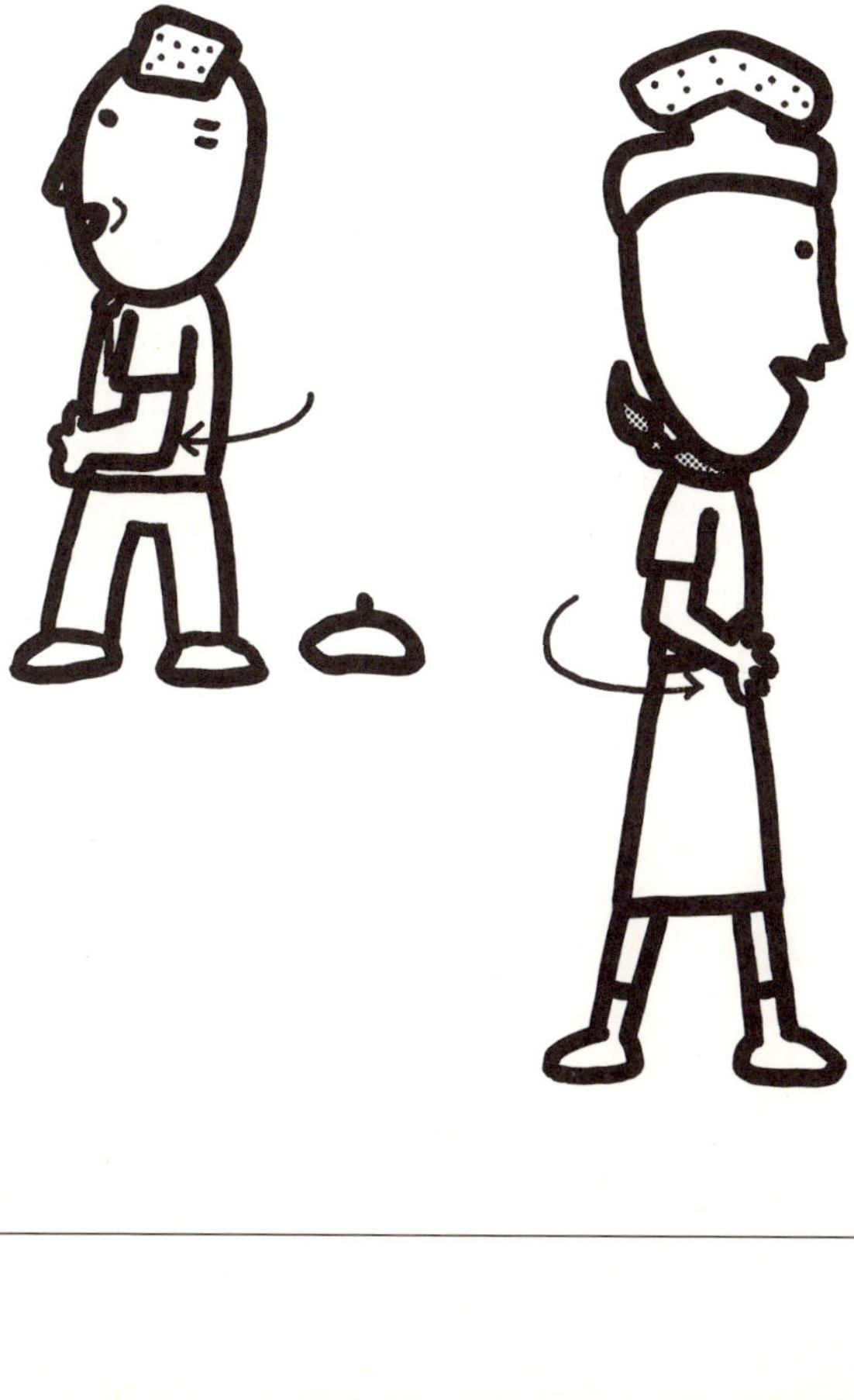

ポイント!

肩をリラックスするように。

Ⅳ-8

天突き

—腰と両手を上げ下げしましょう—

【効き目】

足腰の力をつけるとともに全身の血流が盛んになり活力をつけます。

●こんなときに

パソコンに向かっていた後にします。

●ミドル世代までの方に

腰を多少深くおろしてでもできます。

目的Ⅳ

腰痛をいやす

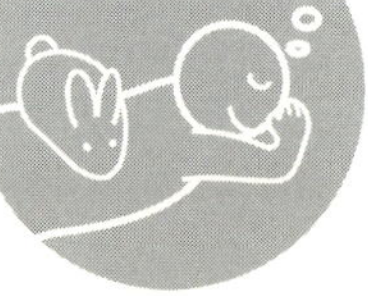

LET'S TRY

1. 両足を広めに開き、両手を握って肩の高さに上げます。
2. 少し膝を曲げて腰をおろし、続いて両手を高く上げながら膝を伸ばします。
3. この動作を続けて5回繰り返しましょう。

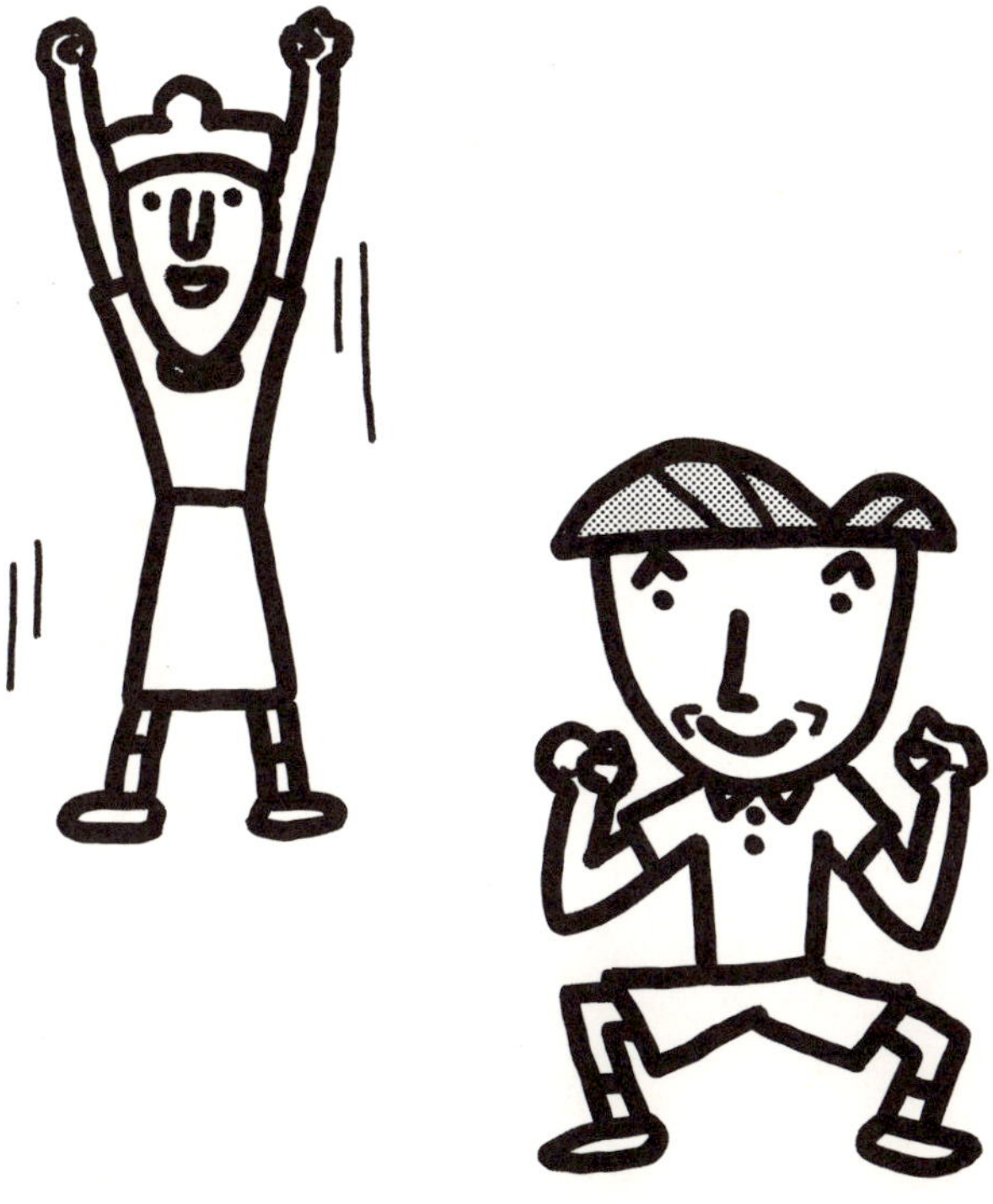

ポイント！

声を出してするのも効果的です。

腰痛体操

Ⅳ－9

長座でクロス前曲げ

―足を伸ばして座り交叉して前曲げをします―

目的Ⅳ

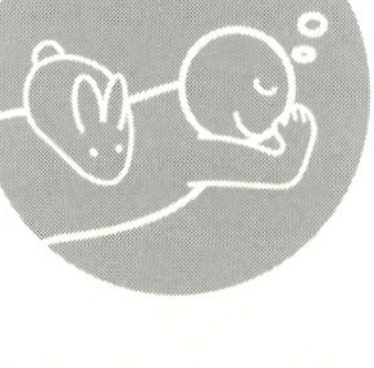

【効き目】

足をクロスして前曲げをすることにより脚の後ろ側の筋肉や腱をやわらかくします。

●こんなときに

いつでも思い立ったときにしたいものです。

●ミドル世代までの方に

同じようにします。

LET'S TRY

1. 両足を前に伸ばして座り足を交叉します。
2. つま先を立ててゆっくり上体を前に曲げます。４を数えてから元に戻ります。
3. 足を替えこの動作を交互に４回ずつ繰り返します。

ポイント！

上体を前に曲げるときは息をゆっくりはきます。

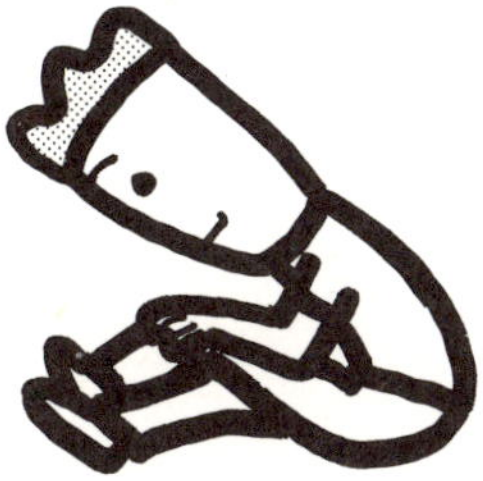

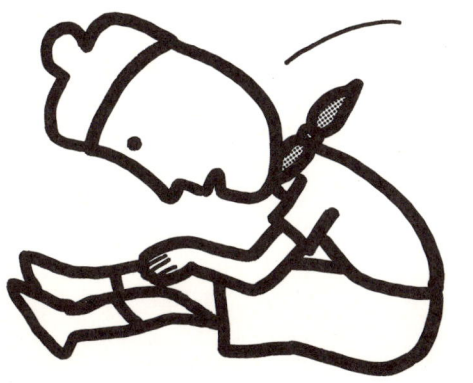

腰痛体操

IV−10

クラウチングスタイル

―片膝を立てて背中を丸めましょう―

【効き目】

この姿勢になり背中を丸めることによって背や腰の筋肉が伸展して血行がよくなり筋肉内のしこりをとり去ります。

●こんなときに

立ち姿勢を続けたときにしてみましょう。

●ミドル世代までの方に

同じようにします。

目的IV

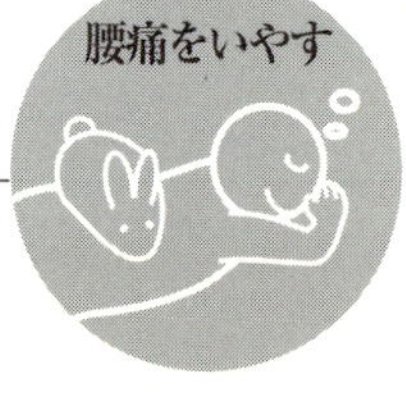

LET'S TRY

1. 短距離走のスタートのように片膝を立てて他方の膝は床につけてしゃがみます。
2. 頭を下げて背中を丸め 4 を数えます。元に戻ります。
3. この動作を 4 回繰り返しましょう。

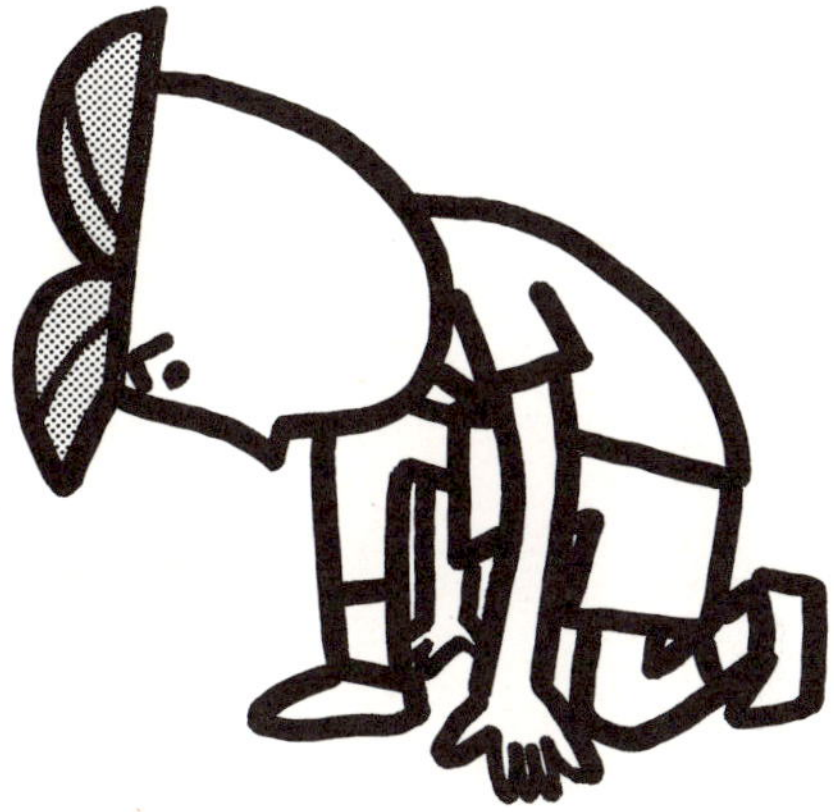

ポイント！

背中から腰への、伸びを実感しましょう。

腰痛体操

V-1

前かがみリラックス

―軽く前屈し腰をリラックスさせましょう―

目的V

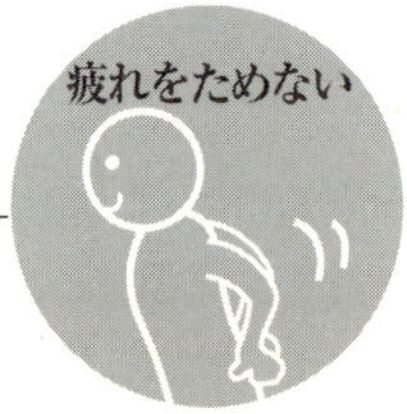

【効き目】

腰筋を伸展することによって筋肉内の血流が盛んになり疲れをためません。

●こんなときに

中腰姿勢をした後に必ずしましょう。

●ミドル世代までの方に

少し弾みをつけてでもできます。

LET'S TRY

1. 両足を肩幅に開いて立ちます。膝を軽く曲げましょう。
2. 息をはきながら肩の力を抜いてからだを前に曲げて腰の筋肉が伸びるのを感じましょう。
3. ゆっくり元の姿勢に戻ります。この動作をゆっくり3回繰り返します。

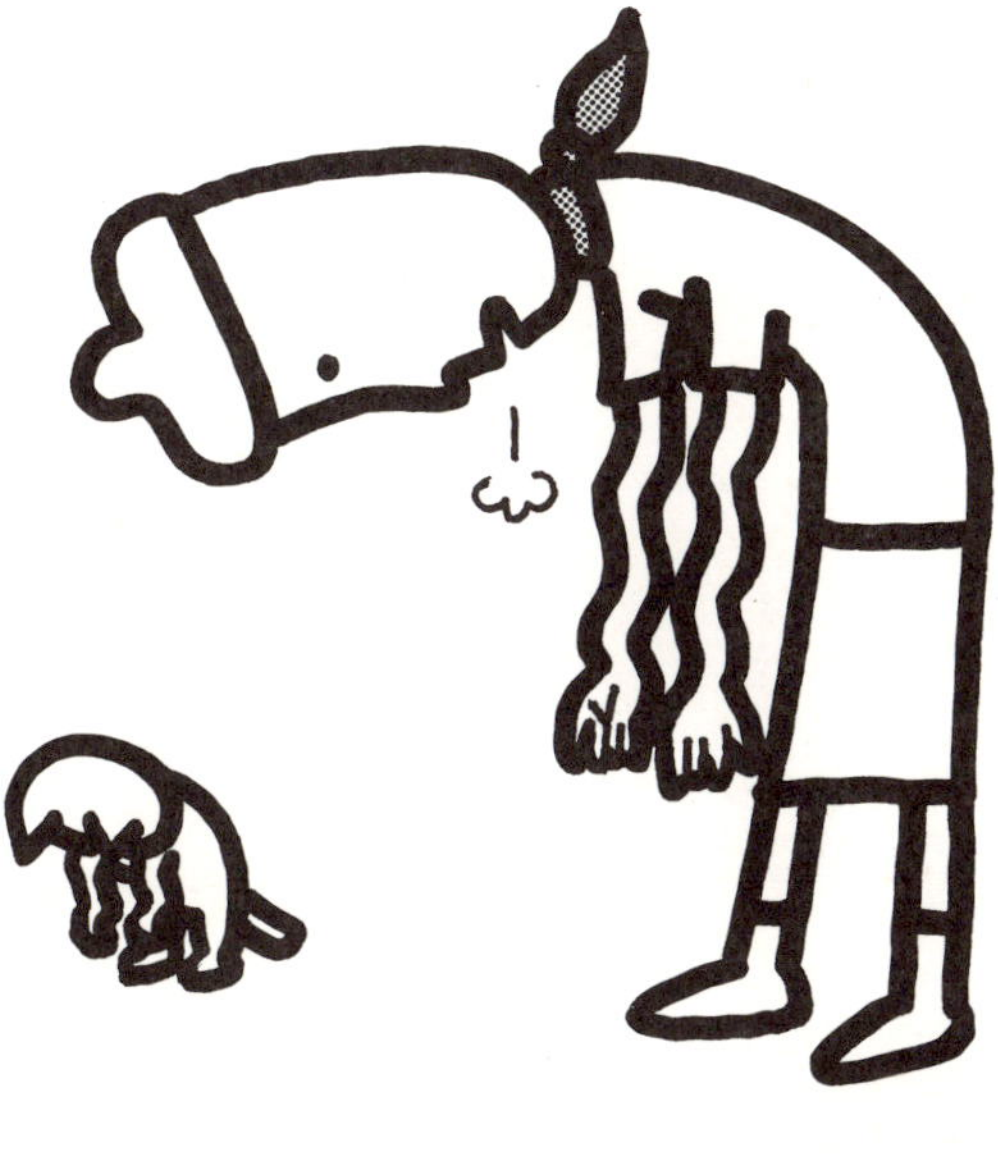

ポイント

胸から上だけを曲げるようなつもりで。

腰痛体操

V-2

らくらくウエスト

両手のこぶしで腰とお尻をたたきましょう

目的V

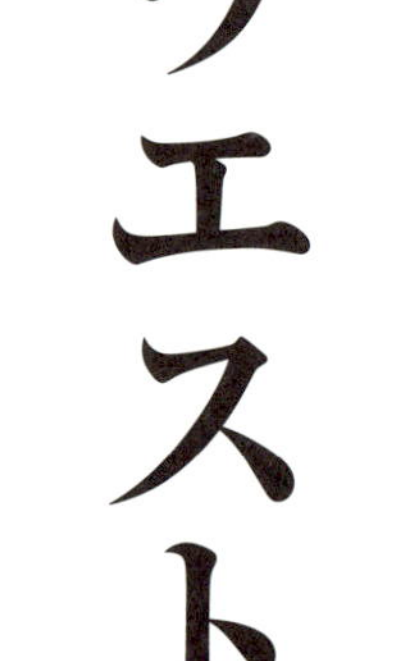

【効き目】

軽くたたくことの刺激で腰部と臀部の血行がよくなり疲れがたまりにくくなります。

●こんなときに

外に出た後にしましょう。

●ミドル世代までの方に

同じようにしましょう。

LET'S TRY

1. 楽な姿勢で立ちましょう。
2. 膝を少しゆるめて両手のこぶしで腰とお尻を10数える間トントンとたたきましょう。
3. 少し休んでもう一度繰り返します。

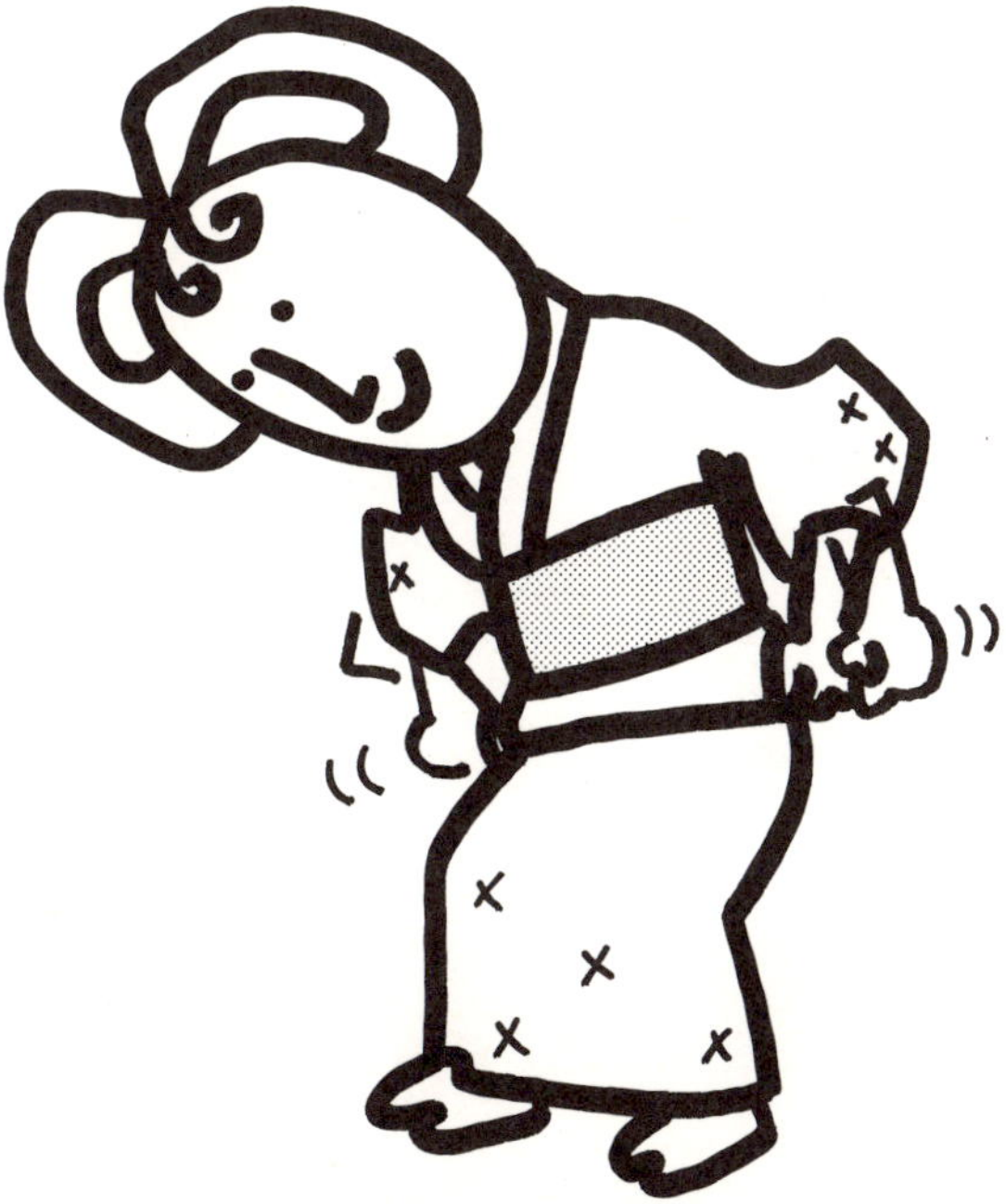

ポイント

軽くリズムよくたたくと効果的。

腰痛体操

V-3

からだの横ひねり

目的V

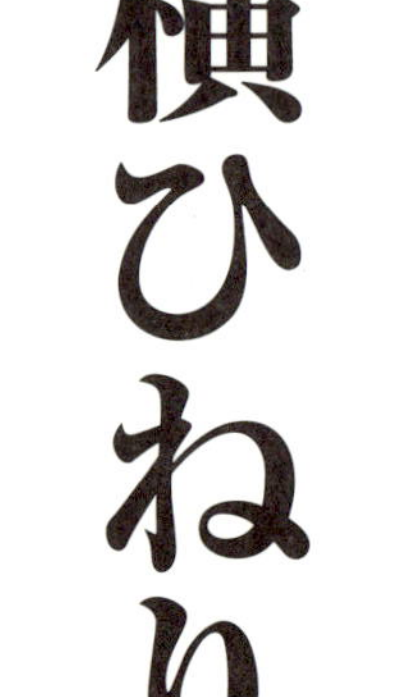

手を巻きつけるようにからだをひねりましょう

【効き目】

背中から腰にかけての筋肉群を収縮伸展させることで血行がよくなり疲れをためません。

●こんなときに

午後の一息ついたときに試みましょう。

●ミドル世代までの方に

両足を広めに開きひねるときに膝を曲げながらでもできます。

LET'S TRY

1. 両足を肩幅に開き、よい姿勢で立ちます。両手は肩の力を抜いて下げます。
2. 背すじをまっすぐにして上体をひねります。
3. 元に戻して反対方向にひねります。交互に4回繰り返しましょう。

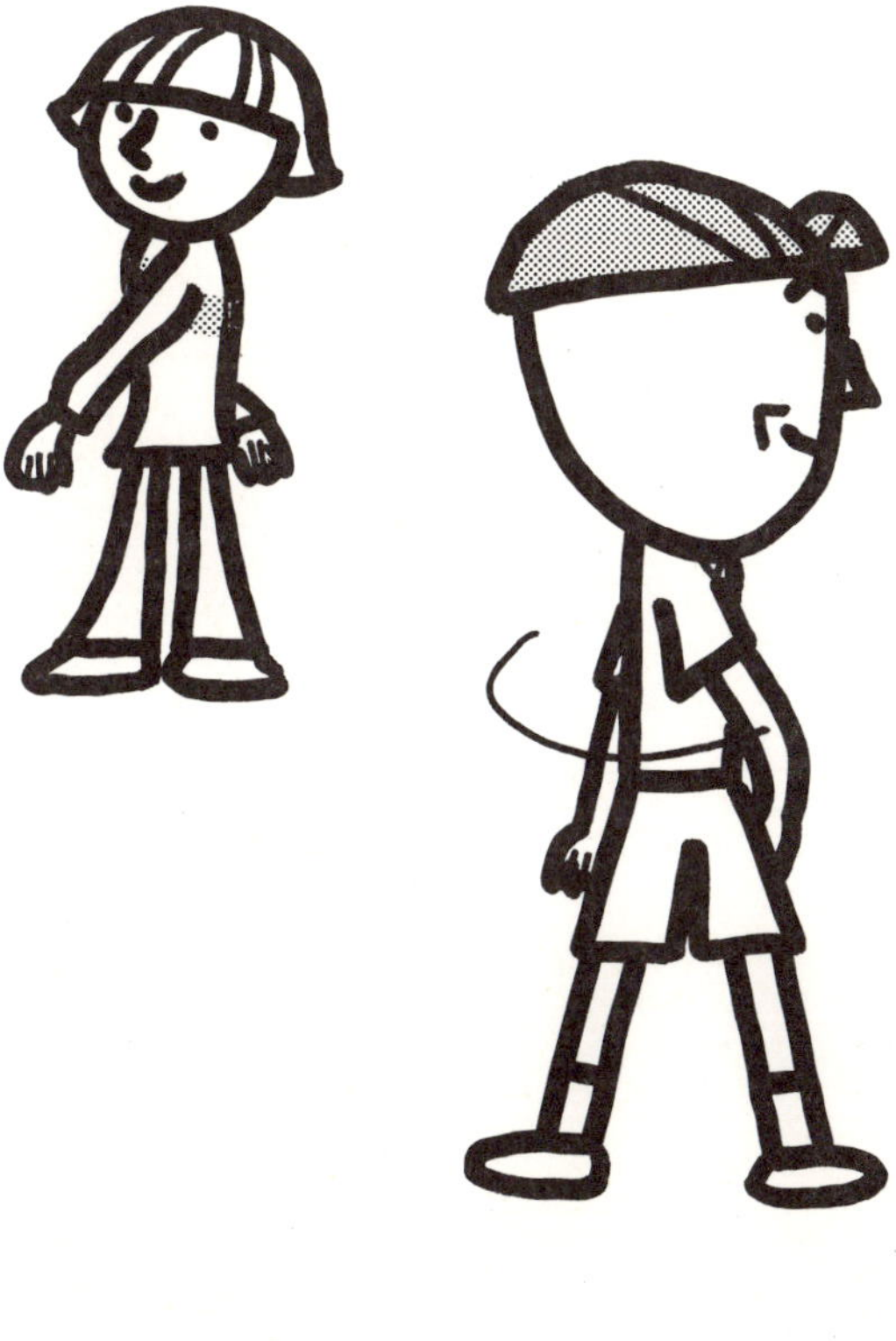

ポイント!

両足の踵を床につけたままひねるように。

腰痛体操

V-4

斜めにおじぎ

―上体を斜め前に力を抜いて曲げましょう―

目的V

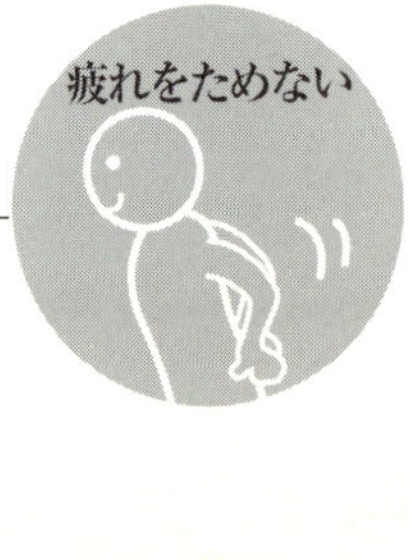

【効き目】
腰の筋肉を交互にゆるめたり伸ばしたりすることによって筋肉の緊張が解かれ疲労をたまりにくくします。

●こんなときに
立ちっぱなしが続いたときにしましょう。

●ミドル世代までの方に
前曲げを浅くすることや深くすることで変化をつけることもできます。

LET'S TRY

1. 両足を肩幅に開いて立ちます。
2. 腰の筋肉が伸びるように上体を斜め前に曲げ、力を抜いてそのまま3を数えます。
3. ゆっくり起こします。反対側にも曲げましょう。この動作を2回繰り返します。

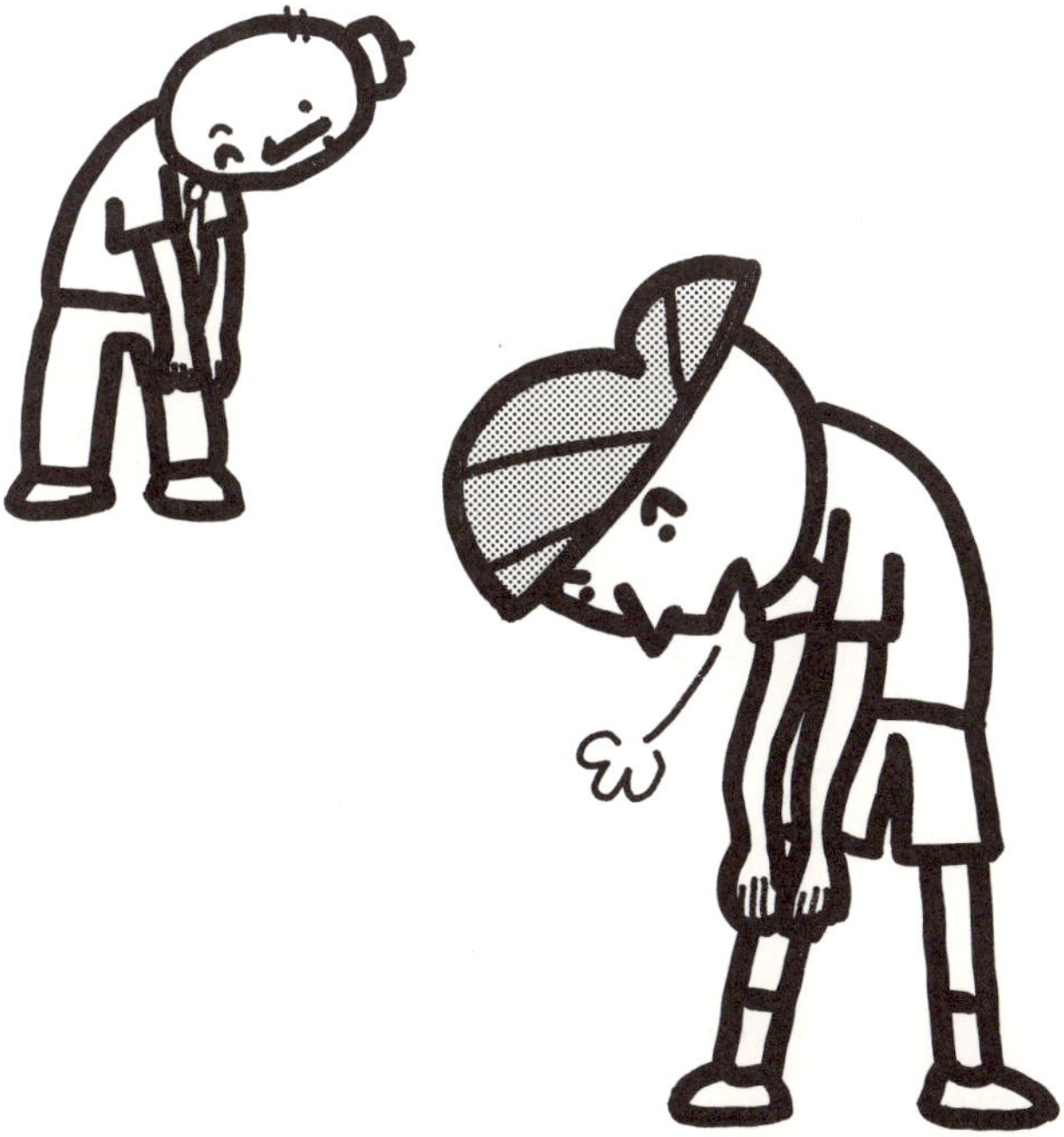

ポイント!

腰の筋肉が伸びているのを感じることが大切です。

腰痛体操

V-5

上体まわし

―腰に両手を当てて上体をまわしましょう―

目的V

【効き目】

腰を支点にして上体をゆっくりまわすことによって腰筋を伸ばしたりゆるめたりしてマッサージ効果をあげ疲れをためません。

●こんなときに

腰かける時間が長くなったときにしましょう。

●ミドル世代までの方に

両手を上に上げてすることもできます。

LET'S TRY

1. 両足を肩幅に開いて立ちます。
2. 腰に手を当てて上体をゆっくり１回まわします。反対方向にもまわしましょう。
3. これらの動作をもう一度繰り返します。

ポイント！

上体が後ろのときは息を吸い、前のときに息をはきます。

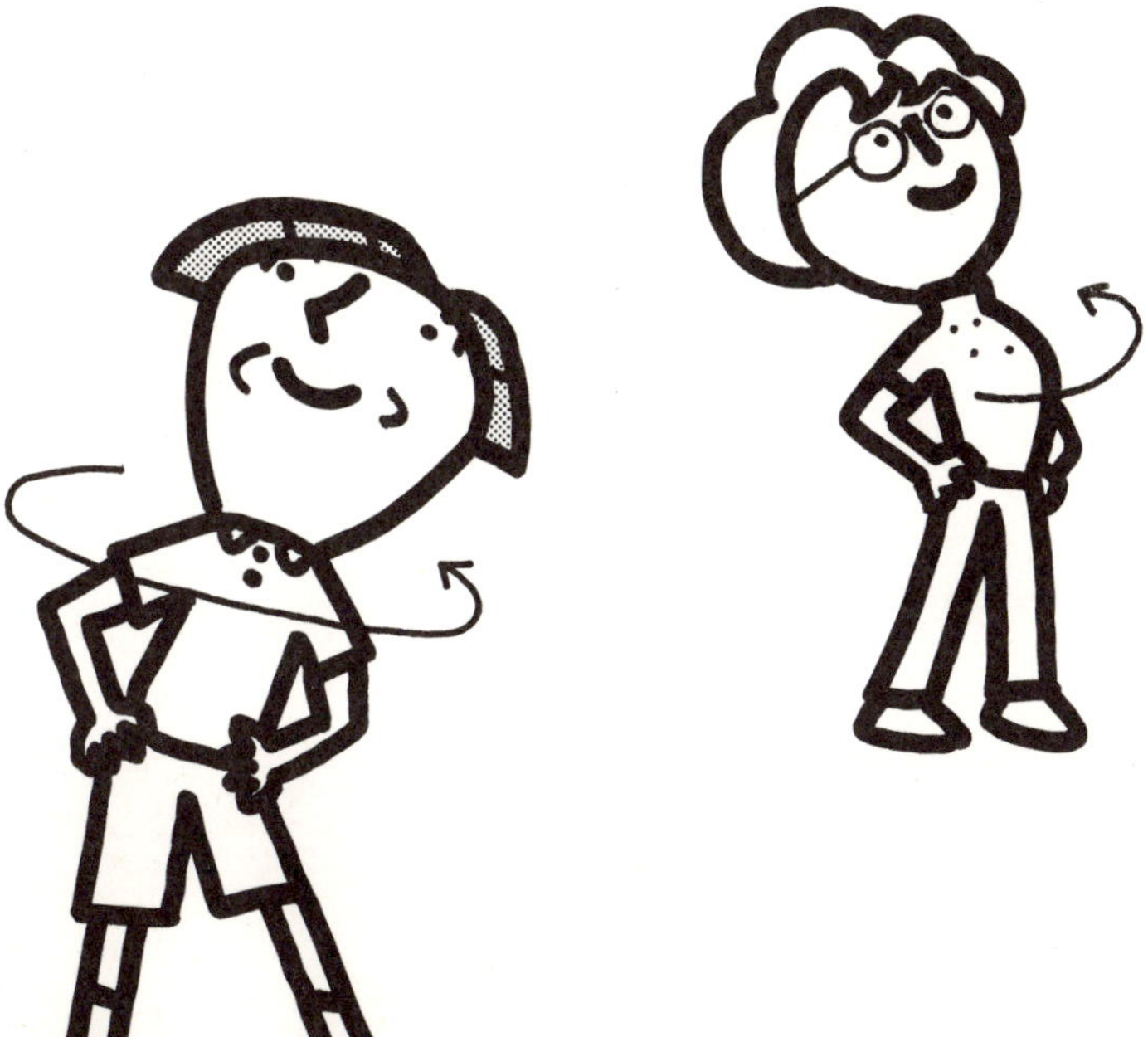

腰痛体操

V-6

横向き海老さん

―背中を丸くして横向きに寝ましょう―

【効き目】

全身リラックスして背中を丸めることは腰にも疲れをためません。

●こんなときに

忙しく動きまわった後にしましょう。

●ミドル世代までの方に

同じようにやりましょう。

目的V

LET'S TRY

1. 横向きに寝て背中を丸くして10を数えます。
2. 両手は軽くからだの前におき両足は膝を少し曲げます。反対側も同じようにします。
3. 左右交互に４回繰り返しましょう。

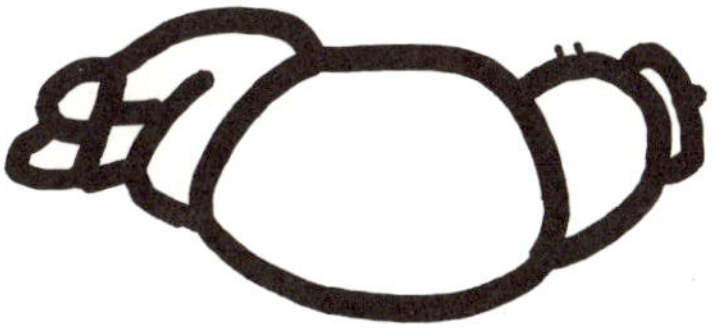

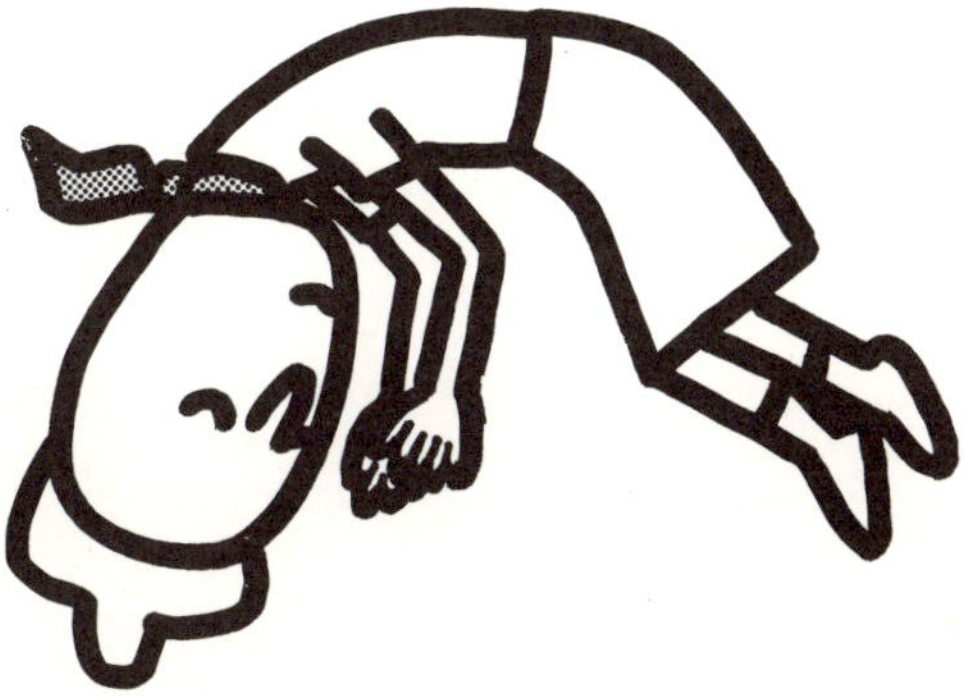

ポイント！

心を落ち着けるように。

腰痛体操

V-7 思案中

―背中を丸くしながら膝を抱えましょう―

目的V

【効き目】

背中から腰のストレッチで血行がよくなり疲れをとり去るとともにたまりにくくします。

●こんなときに

頭を使った後にすると効果的です。

●ミドル世代までの方に

背中を床につけてもできます。

LET'S TRY

1. 膝を少し開きながら立てて座ります。
2. 両手を組んで膝を抱えて背中を丸め、頭を下げてゆっくり５を数えます。
3. 頭を起こして少し間をおき、もう一度繰り返しましょう。

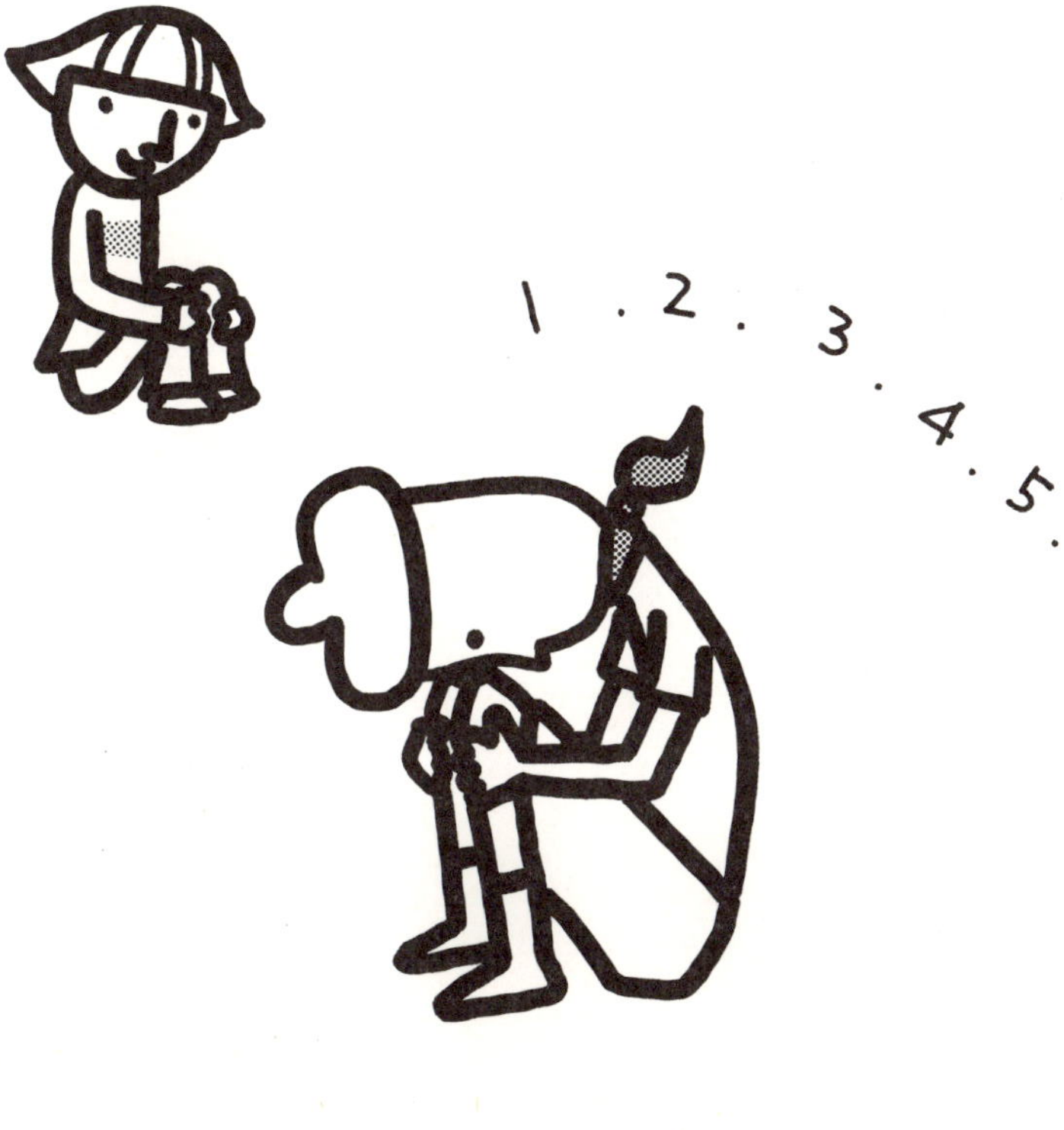

ポイント

自然な呼吸を続けるように。

腰痛体操

V-8

ヒップ揺らせ

椅子に腰かけお尻を左右に揺らせましょう

目的V

【効き目】

上体をリラックスさせながら腰を揺らせることはたまりかけた疲労をとり去ります。

●こんなときに

立つのが面倒なときに試みるのもよいでしょう。

●ミドル世代までの方に

少し大きめの動作ですることもできます。

LET'S TRY

1. 椅子に腰かけて上体をできるだけリラックスさせます。
2. 腰からお尻にかけて5往復、横に揺らせます。
3. 少し休んでこの動作を合計3回繰り返しましょう。

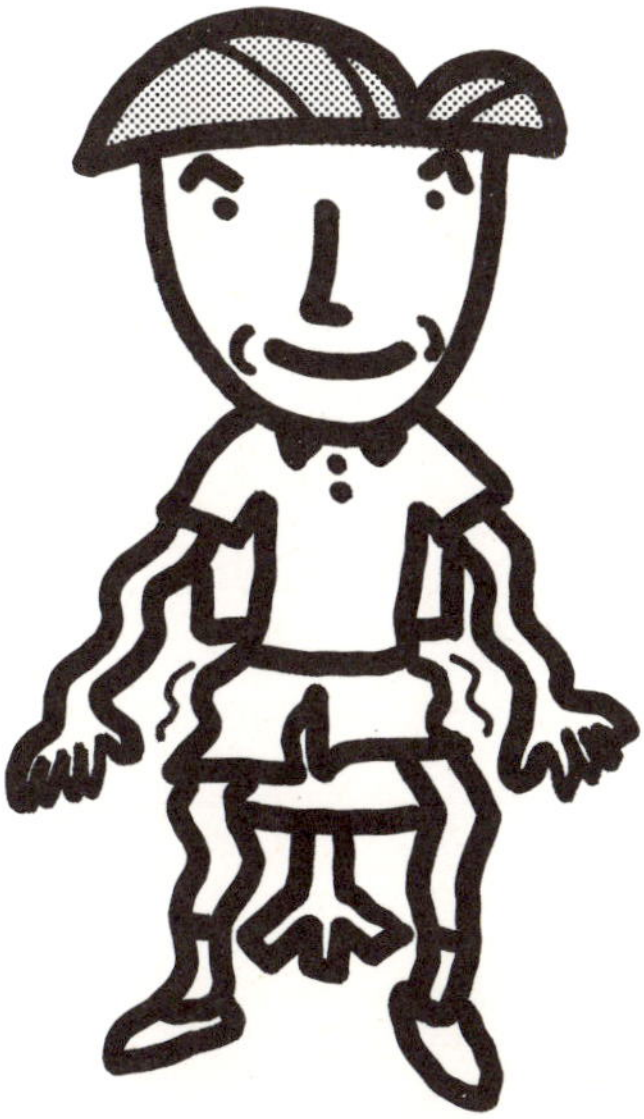

ポイント!

できるだけやわらかくくねくねするようなイメージで。

腰痛体操

V-9

阿波おどり

―両手を少し上げて揺らせましょう―

【効き目】

手や腕の動きによって腕や肩へのリラックス効果が期待できます。

●こんなときに

手をよく使った後にします。

●ミドル世代までの方に

力をよく抜いて大きな動作でしましょう。

目的V

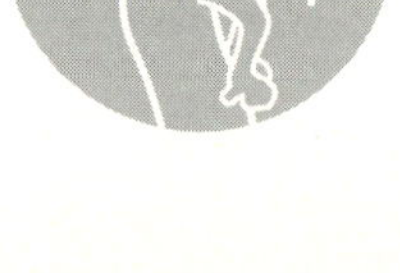

LET'S TRY

1. 阿波おどりのように両手を少し上げます。
2. 手首の力を抜き、8を数える間リズミカルに揺らせます。
3. 両手をおろして少し休み、この動作を2回繰り返しましょう。

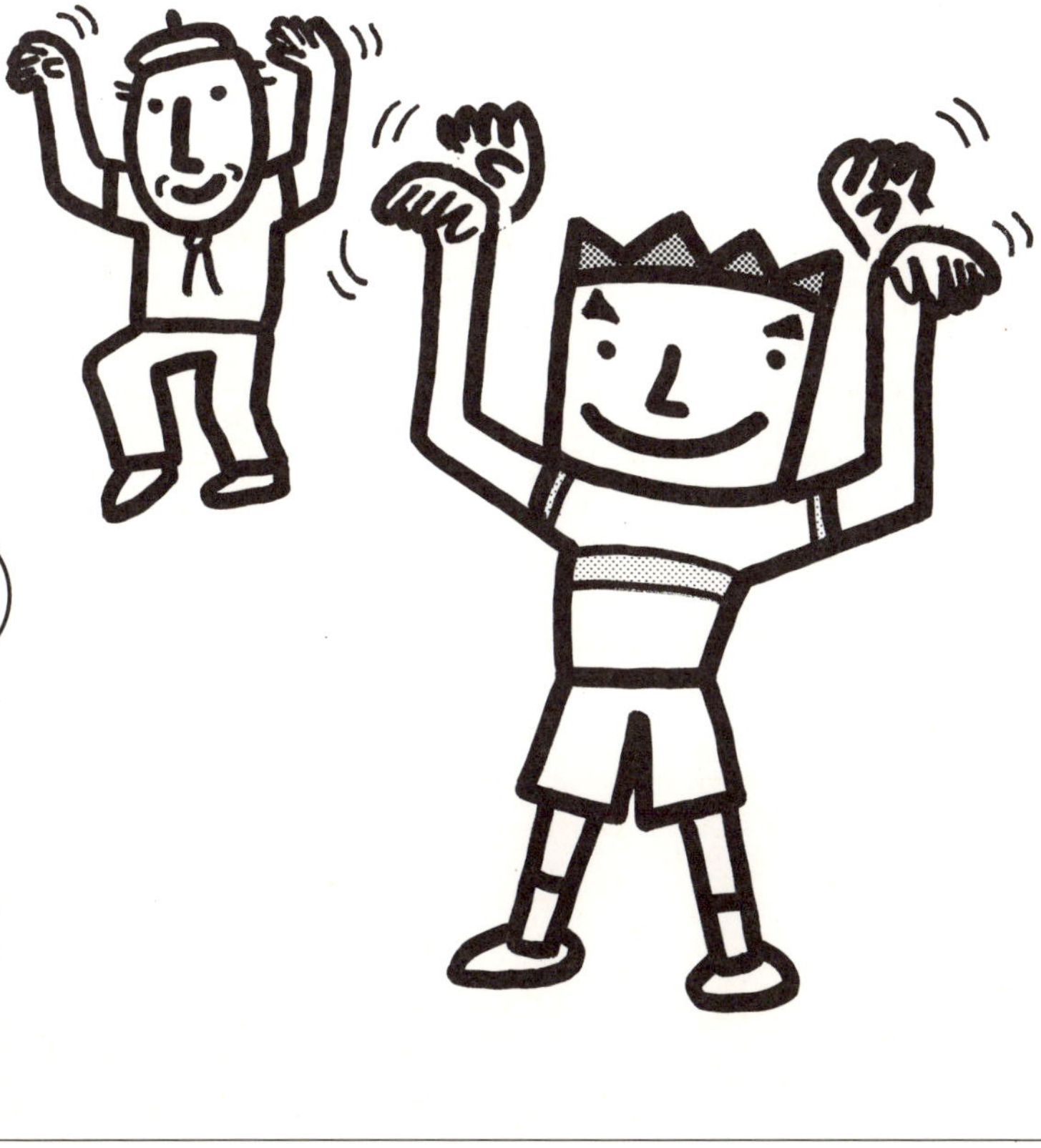

ポイント！

踊るような感じですると効果的です。

腰痛体操

V-10

座禅ポーズ

―座禅のように気を静めましょう―

【効き目】

姿勢を正して目を閉じていると心に落ち着きをとり戻し心身の疲労蓄積をとり去ります。

●こんなときに

夕方、ほっとしたときに試みてはいかがでしょう。

●ミドル世代までの方に

この動作は世代を超えているので同じようにしましょう。

目的V

疲れをためない

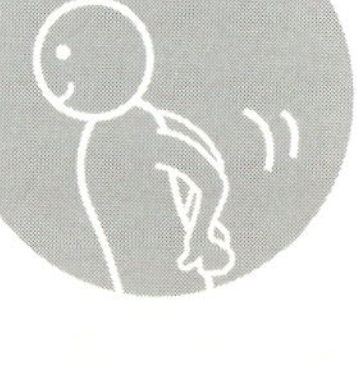

LET'S TRY

1. 座禅を組むか、組めないときはあぐらでもよいでしょう。両手はからだの前におきます。
2. 目を閉じて余分なことは考えないで10を数えます。
3. この姿勢を３回繰り返しましょう。

ポイント！

背すじを伸ばすように。

腰痛体操

VI-1 お尻をたたいて元気元気

目的VI

―自分のお尻を片方ずつたたきましょう―

【効き目】

お尻をたたき刺激することにより気持ちが前向きに変わります。

●こんなときに

物事をはじめる前にしましょう。

●ミドル世代までの方に

同じようにします。

LET'S TRY

1. 姿勢を正して立ちます。
2. 片方のお尻を平手で勢いよく１回たたきます。続いて他方のお尻も１回たたきます。
3. この動作を３回繰り返しましょう。

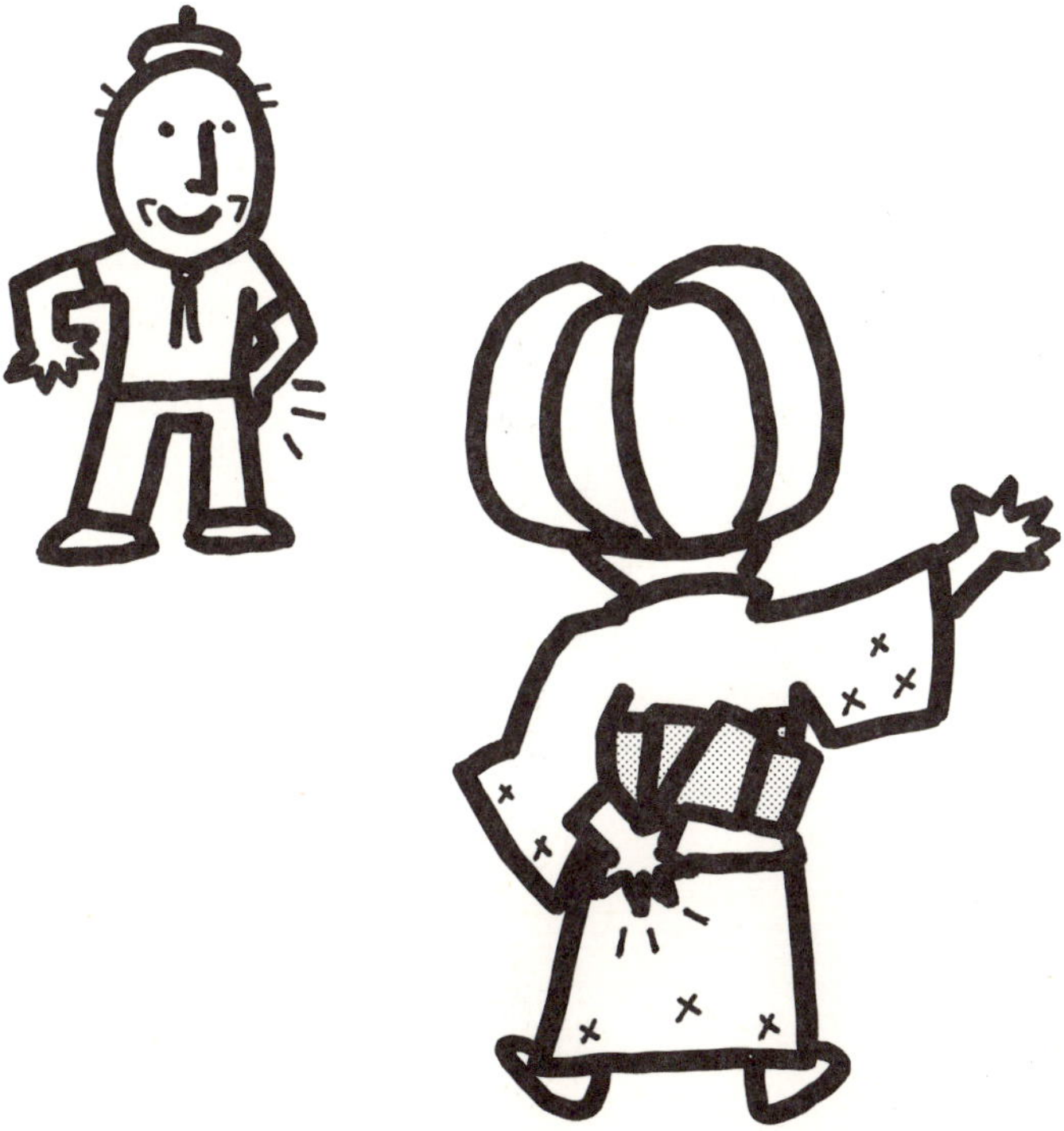

ポイント

相撲取りを想像すると効果的

腰痛体操

VI-2

太陽とともに

―太陽を仰ぐように両手を斜め上に上げましょう―

目的VI

【効き目】

上を向くことにより気持ちを明るくします。

●こんなときに

下向きで仕事を続けた後にします。

●ミドル世代までの方に

両手を上げるときに片足を踏み出して膝を曲げることもできます。

LET'S TRY

1. 座っていても立っていてもできます。
2. 上を向きながら両手を斜め上に手のひらを内側にして上げます。2 を数えて元に戻します。
3. この動作を 3 回繰り返しましょう。

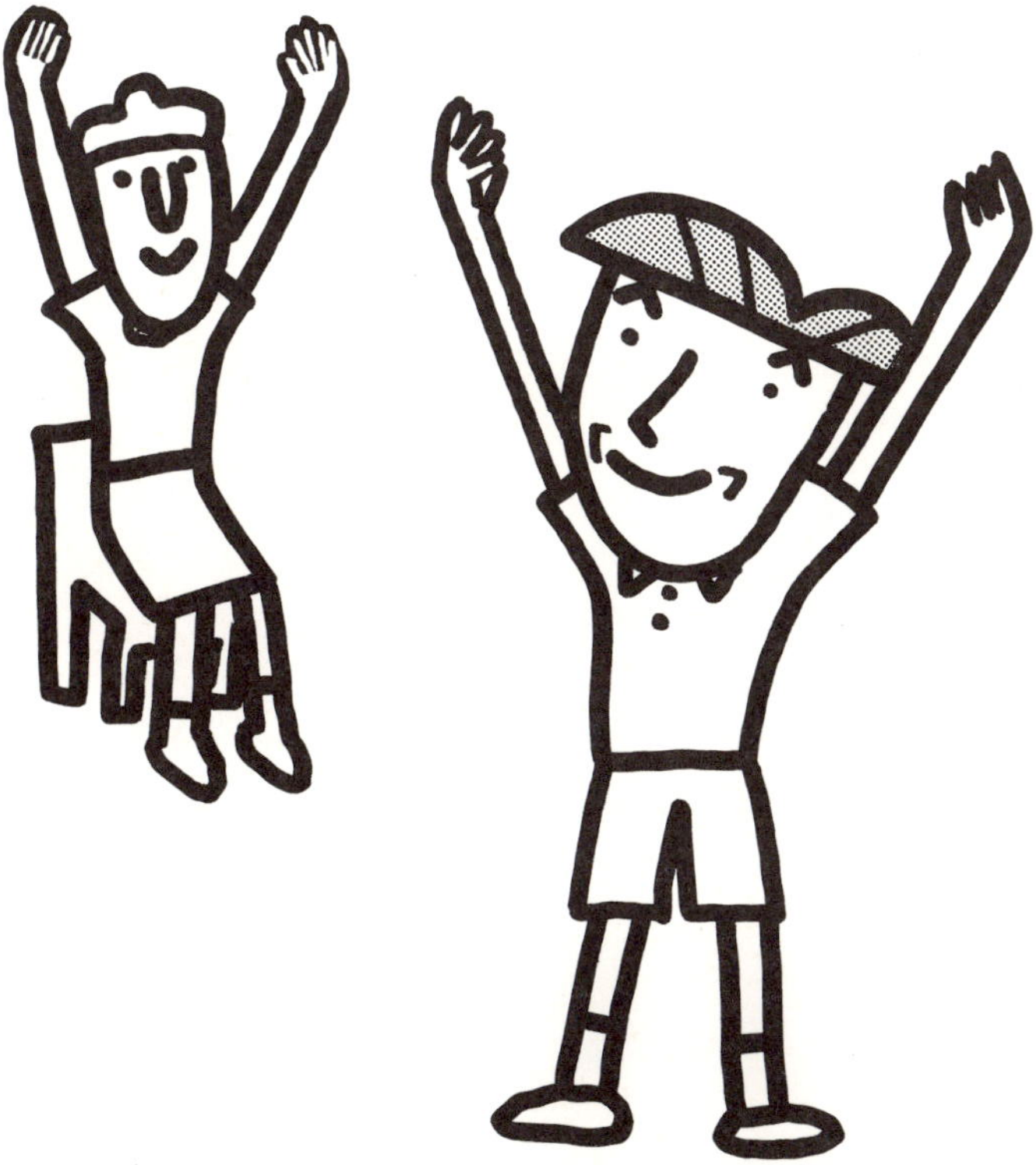

ポイント！

両手を上げたときは遠くを見るように。

腰痛体操

VI-3

矢を射る

―弓で矢を射るポーズをとりましょう―

目的VI

【効き目】

静かなポーズをとることにより気持ちを集中させます。

●こんなときに

夕方、仕事が一段落したときにしましょう。

●ミドル世代までの方に

同じようにします。

LET'S TRY

1. 両足を肩幅に開き、両手を下げて立ちます。
2. ゆっくりした動作で弓を引く構えになり4を数えて手をおろします。
3. 反対側も同じようにします。これらの動作を2回繰り返しましょう。

ポイント

動作中は肩に力を入れないように。

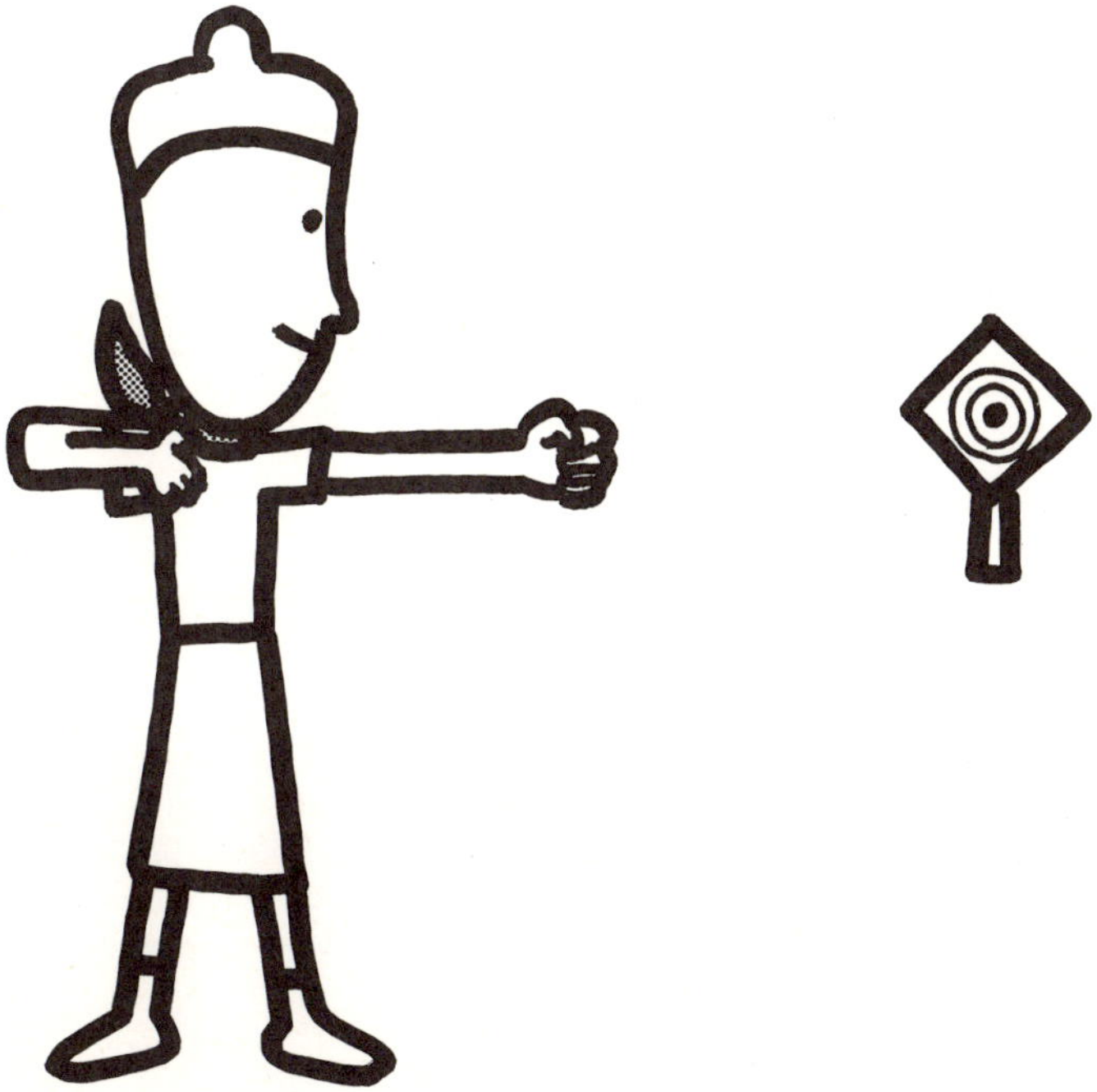

腰痛体操

Ⅵ-4 ○印

―両手を上げて大きな丸印をつくりましょう―

目的Ⅵ

【効き目】

肩関節のやわらかさを保つと同時に愉快な気持ちになります。

●こんなときに

細かいことをしていた後にすると最適です。

●ミドル世代までの方に

腕の動作とともに膝を開く動作もできます。

LET'S TRY

1. 座っても立ってもできます。
2. 両手を上に上げて腕全体で円をつくり、２を数えておろします。
3. 少し間をおきながらこの動作を３回繰り返しましょう。

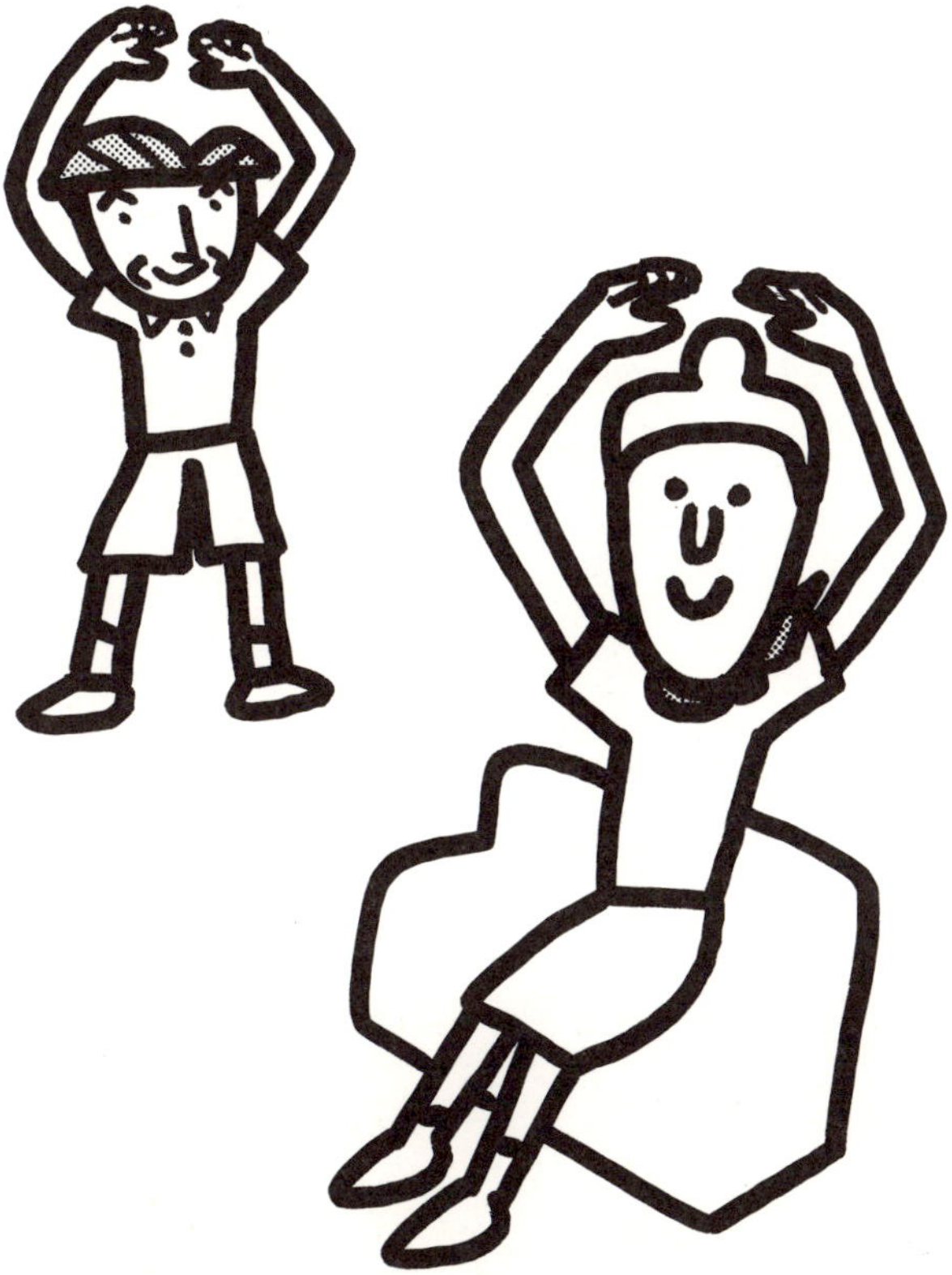

ポイント

「まる」といいながらすると楽しいです。

腰痛体操

VI－5 ド・ドン・パッ

拍手の後に片手を前に他方を肩に伸ばします

目的VI

【効き目】
腕の運動やリズム感を高めるとともに気持ちを明るくします。

●こんなときに
思い立ったときにいつでもしましょう。

●ミドル世代までの方に
動作を民踊風にするとよいでしょう。

LET'S TRY

1. 楽な姿勢で立ちます。ド・ドンといって拍手を２回します。
2. パッといいながら指を開き、片手は肩に他方の手は前に伸ばします。
3. これらの動作を３回繰り返しましょう。

ポイント！

リズムをとって、にこやかにしましょう。

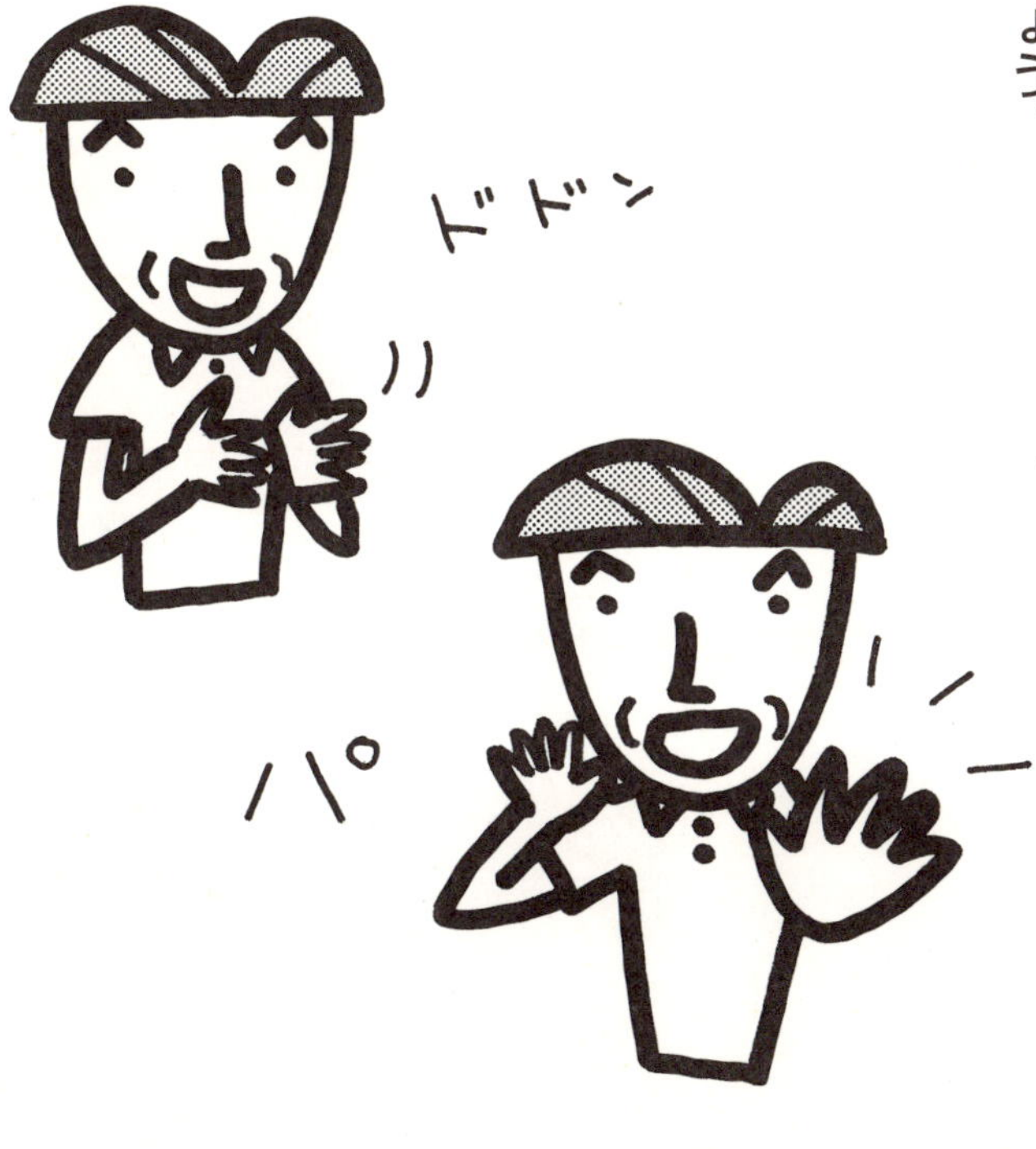

Ⅵ-6 怒るゴリラのように

―自分の胸の下あたりを軽くたたきましょう―

目的Ⅵ

【効き目】

皮膚を刺激することや音を立てることにより気持ちが高まります。

●こんなときに

新しいことをする前にしましょう。

●ミドル世代までの方に

たたくゼスチュアを大きくすることもできます。

LET'S TRY

1. 座っても立ってもできます。
2. 両手の手のひらで胸の少し下、脇腹に近いところを軽く8回たたきます。
3. 少し間をおいてあと2回繰り返しましょう。

ポイント!

強くたたき過ぎないように。

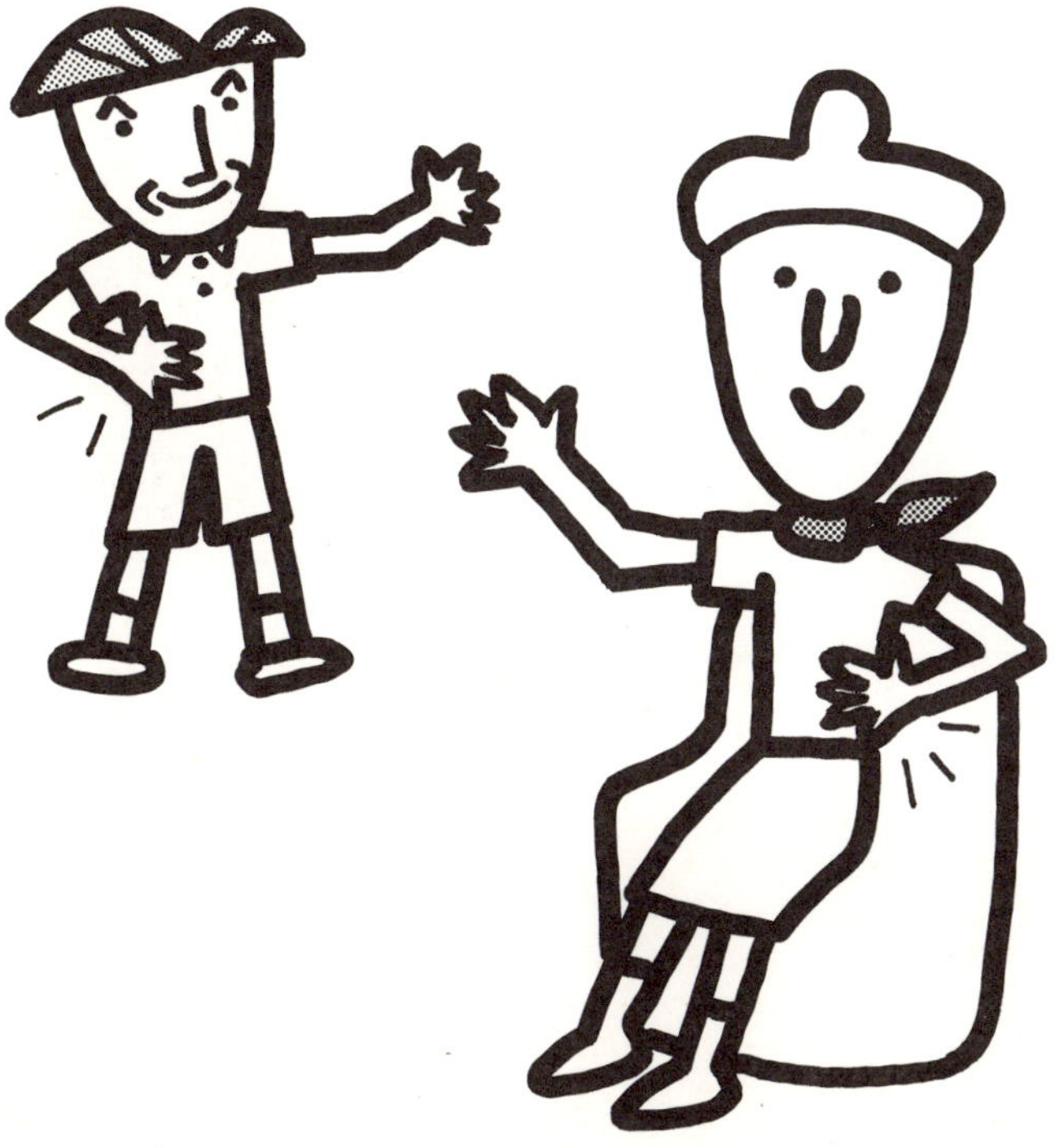

腰痛体操

VI-7

鳥になりたい

―両手を広げ自由に飛びまわりましょう―

目的VI

【効き目】
想像の世界に入り表現の楽しさを感じとるとともに楽しい気持ちになります。

●こんなときに
したくないことをした後にすると効果的です。

●ミドル世代までの方に
文字通り鳥になったつもりでからだ全体を使ってもできます。

LET'S TRY

1. 楽な姿勢で立ちます。
2. 両手を横に上げて上体を片方に傾け、続いて他方に傾け下を向き、次に上を向きます。
3. これらの動作を４回繰り返しましょう。

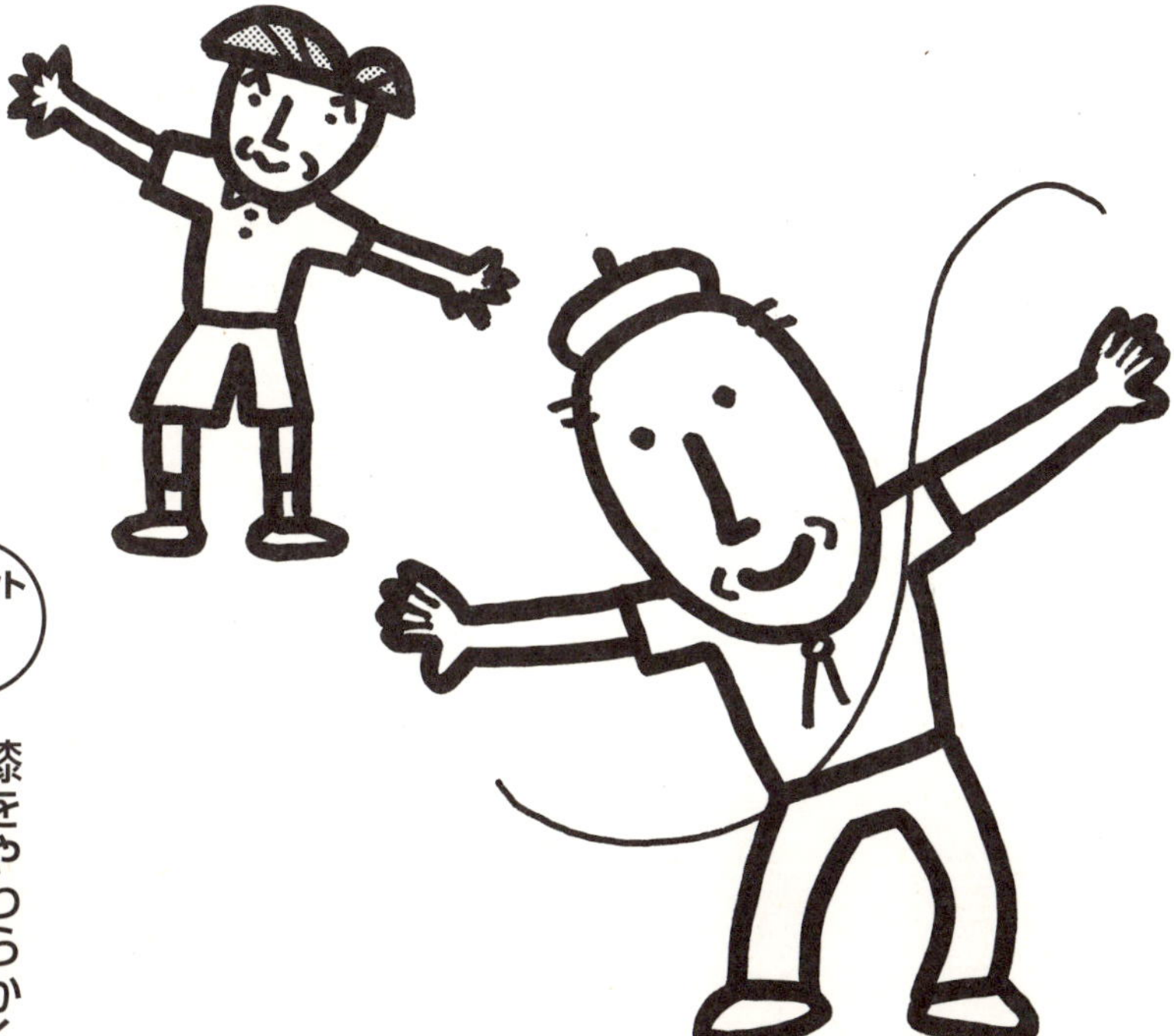

ポイント！

膝をやわらかくしましょう。

[編者紹介]

髙橋和敏●たかはし　かずとし

東海大学名誉教授、㈱余暇問題研究所顧問、㈶日本レクリエーション協会理事、㈶三菱養和会理事、日本障害者フライングディスク連盟顧問、世界レジャー・レクリエーション協会終身会員、日本レジャー・レクリエーション学会会員、他。編著書『シニア世代のための心も体も座ってできるすっきり体操』(ミネルヴァ書房、2002年)、『アメリカの公園・レクリエーション行政』(不昧堂出版、1999年)、他各種専門誌などにも多数執筆。

山崎律子●やまざき　りつこ

㈱余暇問題研究所代表取締役・主任研究員、日本レジャー・レクリエーション学会常任理事、日本老年行動科学学会常任理事、㈶日本ユースホステル協会評議委員、世界レジャー・レクリエーション協会終身会員、全米レクリエーション・公園協会会員、大川学園福祉教育専門学校・東京YWCA専門学校非常勤講師、他。編著書『現代人とレジャー・レクリエーション』(不昧堂出版、1997年)、『シニア世代のための心も体も座ってできるすっきり体操』(ミネルヴァ書房、2002年)、『アメリカの公園・レクリエーション行政』(不昧堂出版、1999年)、他。執筆「高齢者のレクグループ」(『続構成的グループエンカウンター』誠信書房、2000年)、「レクリエーション、アクティビティ・サービス」(『高齢者の「こころ」事典』中央法規出版、2000年)、他各種専門誌などにも執筆。

株式会社　余暇問題研究所
1984年設立。健康・体力づくり、余暇教育・レクリエーションなどの領域についてのコンサルテーション・指導・調査研究などを手がける。
〒152-0031　東京都目黒区中根1-2-7-401
TEL：03-5726-0732　FAX：03-5726-0683
E-mail：jilse@mb.kcom.ne.jp

ひとりでできる みんなと楽しむ
シニア世代のための心も体もすっきり腰痛体操

2002年 8 月30日　初版第 1 刷発行　　検印廃止

定価はカバーに
表示しています

編　者	髙　橋　和　敏
	山　崎　律　子
著　者	余暇問題研究所
発行者	杉　田　啓　三
印刷者	岡　田　幹　夫

発行所　株式会社　ミネルヴァ書房
607-8494　京都市山科区日ノ岡堤谷町1
電話　075-581-5191／振替　01020-0-8076

　ワコープラネット・常川製本

ISBN4-623-03706-1
Printed in Japan